IRON

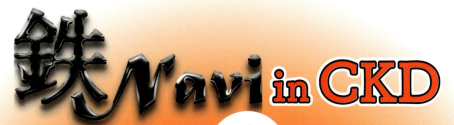

中西 健　兵庫医科大学名誉教授
　　　　住吉川病院名誉院長

鉄Navi in CKD

世界の流れに異論(IRON)を唱える！

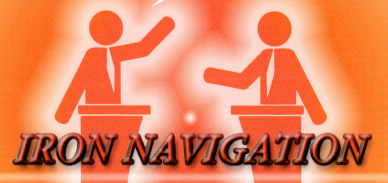

IRON NAVIGATION

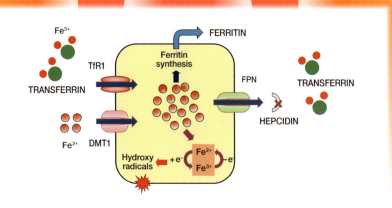

東京医学社

鉄Navi in CKD ―世界の流れに異論を唱える

序文

　慢性腎臓病（CKD）においては，大半の患者が貧血を合併してくる。貧血治療においては，単にヘモグロビンだけでなく鉄の管理が重要である。鉄の投与だけでは貧血の改善は難しいことが多いが，赤血球造血刺激因子製剤（ESA）の反応性を向上させる重要な補助薬である。ただし，鉄剤の投与に関しては，鉄は生理的には過剰になっても排泄される仕組みがなく，鉄過剰では酸化ストレス亢進が認められるために注意が必要である。しかし，このような危険性は承知していても，継続して投与することにより貧血が大きく改善する患者も認められるため，どのような状態で中止すべきかどうか，必ずしも明らかになっていない。いずれの医師も，生体の機能に必須であること，そして過剰になると有害であることは理解しており，過剰と不足のラインをどの指標を用いてどこまでに維持するかが議論となっている。あえて鉄剤の投与を最小限にさせることを選択するのか，鉄剤の投与を継続してESAの使用を削減するのかの選択に迫られる。

　動物を用いた基礎研究や多くの観察研究で，鉄の安全性に懸念があるにもかかわらず，短期間のランダム化比較試験（RCT）での結果で危険性がないため，海外では鉄剤投与は問題なしとする意見が大勢を占めている。しかし，主要評価項目はヘモグロビン上昇（貧血改善）であること，無投与群や本邦で多く認められる血清フェリチン値 100 ng/mL 以下で維持された群と比較したRCTがなく，真に安全かどうかは明らかではない。ESAに関しては，ヘモグロビン濃度を正常化することを目的とした数々の前向きRCTが実施されてきたが，残念ながら心血管イベントに関しても必ずしも有効な結果は得られず，むしろ有害であるとの報告が積み重ねられた。これらの結果を受けて，欧米ではESAの使用量は減っているが，本邦ではもともと欧米と比較してESA使用量が少なかったせいもあり，むしろ増えている。その中で，鉄剤の投与によりESAの使用量が減ることは理に叶っているとの意見が優位となっているが，もちろんRCTでの結論も出ていない。常識的に考えて，基礎研究や多くの観察研究では安全性に赤信号が出ているのに，あえて鉄剤投与量を不必要に増やすことは問題であり，安全性に疑念のあるものは慎重に投与すべきである。2017年，New Orleans での米国腎臓学会における The 2012 Kidney Disease: Improving Global Outcomes（KDIGO）Clinical Practice Guideline for Anemia in

Chronic Kidney Disease（KDIGO 貧血ガイドライン）に関わった専門家の講演の中でも，多くの基礎研究から過剰な鉄の酸化ストレスを介した有害性が報告されていることは承知しているが，直接的に貧血改善のデータを示すこと，RCT での鉄投与の予後不良を明らかにした報告がないことで，ひとまず有害性の議論を封じ込めようとしているのではないかと感じた．今後の RCT の結果を待ちたいとのことであるが，筆者の考えでは，長期間投与を受けて被害を受けるのは患者であり，この議論を続けることが必要である．

　本邦においても KDIGO 貧血ガイドラインの問題点を理解せず鵜呑みにする報告もあり，鉄代謝を理解したうえで鉄剤の投与を行う必要があると筆者は考えている．欧米の多くの論文の中で，CKD 患者の鉄代謝は非 CKD 患者と異なるがごとく捉えられており，誤った理解のもとに鉄投与が実施されている．鉄代謝の研究はこの 20 年間で急速に進み，生理的メカニズムと炎症などの病的状態での変化が明らかになってきたため，理論的にも鉄の過不足・分布状態の変化を惹き起こすメカニズムが解明されつつある．そこで，臨床家に参考となるよう，特に腎性貧血治療における鉄に関する客観的で不可欠な情報を提供する日本語の書籍が少ないため，本書を上梓することにした．

2018 年 6 月

中西　健

鉄 Navi in CKD ―世界の流れに異論を唱える

目次

序文 ·· *iii*

第Ⅰ章　鉄代謝の基本
1. 鉄の生理的役割 ·· *2*
2. 鉄の傷害性 ·· *3*

第Ⅱ章　鉄の輸送・利用・貯蔵および調節の機構
1. 鉄代謝研究の進歩 ·· *8*
2. 鉄代謝に関連する蛋白質―輸送系と代謝系 ································ *10*
   1. トランスフェリン（transferrin：Tf） ····································· *10*
   2. トランスフェリン受容体 1（transferrin receptor 1：TfR1） ········· *11*
   3. トランスフェリン受容体 2（transferrin receptor 2：TfR2） ········ *12*
   4. フェリチン（ferritin） ··· *12*
   5. 二価金属輸送体（divalent metal tranporter 1：DMT1） ············ *13*
   6. 自然抵抗関連マクロファージ蛋白 1（natural resistance-associated macrophage protein 1：Nramp1） ···················· *13*
   7. フェロポーチン（ferroportin：FPN） ·································· *15*
   8. 赤血球型 5-アミノレブリン酸合成酵素（erythroid delta aminolevulinate synthase：eALAS, ALAS2） ···················· *15*
   9. 鉄付加酵素（ferrochelatase） ··· *16*
   10. 低酸素誘導因子（hypoxia-inducible factors：HIFs） ················ *16*
   11. ポリ C 結合蛋白質（poly-C binding protein 2：PCBP2） ·········· *16*
   12. ヘム酸素添加酵素（heme oxygenase：HO1） ························ *16*
3. 細胞レベルでの鉄代謝調節：IRP-IRE システム ···························· *17*
4. 全身における鉄調節メカニズム：ヘプシジン（hepcidin） ·············· *18*

  1．ヘプシジンによる鉄調節メカニズム ･････････････････････････････ *19*
  2．ヘプシジンを調節するメカニズム ･･････････････････････････････ *20*
  3．ヘプシジンの測定法 ･･ *23*
  4．ヘプシジン濃度を決定する因子 ･･･････････････････････････････ *23*

第Ⅲ章　生体での鉄動態・バランス

  1．鉄の喪失 ･･ *30*
  2．消化管での鉄の吸収 ･･ *31*
  3．鉄の再利用の系 ―網内系での赤血球由来鉄の再利用：
   トランスフェリンによるピストン輸送 ･･････････････････････････ *35*
    MEMO　透析患者では経口での鉄吸収が障害されている？ ････････ *37*

第Ⅳ章　造血における赤芽球での鉄代謝

  1．赤血球の産生部位 ･･ *42*
  2．造血に必要な鉄はどのように供給されるか？ ･･･････････････････ *44*
  3．赤芽球細胞における鉄取込み蛋白トランスフェリン受容体と
   鉄汲出し蛋白フェロポーチン ･････････････････････････････････ *44*
  4．ヘムとグロビンの産生メカニズム ･･････････････････････････････ *47*
    MEMO　MCV は鉄欠乏の診断に有用？ ･･････････････････････ *47*
  5．鉄による造血の促進 ･･ *49*
  6．鉄代謝障害と造血障害の関係 ････････････････････････････････ *50*

第Ⅴ章　鉄の指標

  1．フェリチン ･･･ *54*
   1．フェリチン合成の調節 ･････････････････････････････････････ *55*
   2．血清フェリチンと鉄の動態 ･････････････････････････････････ *56*
   3．血清フェリチンの異常と鉄の動態 ････････････････････････････ *56*
   4．炎症状態でも血清フェリチンは貯蔵鉄の指標 ･･････････････････ *57*
   5．血清フェリチンを用いて評価する注意点 ･･････････････････････ *59*

2. 血清鉄とトランスフェリン飽和度 ································ *59*
　　1. トランスフェリン飽和度 ······································ *60*
　　2. 総鉄結合能と血清鉄 ·· *61*
　　3. TSAT（トランスフェリン飽和度）を用いた鉄の評価 ············ *61*
3. フェリチン・TSAT・ヘプシジンを含めた考え方 ···················· *63*

第Ⅵ章　鉄欠乏と鉄剤投与

1. 鉄欠乏の症状と原因 ·· *69*
　　MEMO　血液透析では大量の鉄が喪失するので，
　　　　　十分な鉄投与が必要である？ ·································· *70*
2. 鉄欠乏に対する鉄補充の適応と必要な鉄投与量 ························ *71*
　　MEMO　ESA治療による鉄欠乏の程度は？ ···························· *71*
3. 鉄剤投与 ··· *72*
　　1. 経口鉄剤投与 ·· *74*
　　2. 経静脈的鉄剤投与 ·· *74*
　　MEMO　透析患者における適切な経口鉄剤投与の方法は？ ············ *74*
　　MEMO　経口での鉄剤投与では鉄過剰にならない？ ···················· *76*
　　MEMO　経静脈的に使用される鉄剤の中で，投与後血液中で
　　　　　遊離鉄の少ない鉄剤は安全か？ ································ *77*
4. 鉄投与の上限 ·· *79*
　　MEMO　投与したほとんどの鉄が造血に利用されるわけではない ········ *79*
　　MEMO　トランスフェリン飽和度（TSAT）を維持するために
　　　　　鉄剤投与は？ ·· *81*
　　MEMO　ゆっくり鉄剤を静注すると遊離鉄は少ない？ ···················· *82*
　　MEMO　経静脈的鉄投与を，透析毎に行うのと
　　　　　週1回行った場合の安全性の比較は？ ·························· *83*

第Ⅶ章　鉄の過剰・偏在化による異常と合併症

1. 真の鉄過剰 ·· *90*

2. 鉄の偏在化による異常 ……………………………………………… *91*
　3. 鉄代謝異常と心血管事象 …………………………………………… *93*
　4. 鉄代謝異常と感染症 ………………………………………………… *94*
　　　MEMO　ヘプシジン高値は感染症に有利ではない？！ ……………… *96*
　5. 貯蔵鉄と有害事象の関係の観察研究 ……………………………… *97*

第Ⅷ章　腎性貧血治療
　1. 大規模臨床試験からの警告 ………………………………………… *107*
　　　MEMO　ESA 低反応性の病態に鉄剤を投与すると改善するか？ ……… *108*
　2. 腎性貧血治療の現状 —海外と日本の対比 ……………………… *110*
　　　MEMO　海外と日本の臨床研究の結果が相反するわけは？ …………… *111*
　3. 腎性貧血治療における ESA 治療と鉄代謝 ……………………… *114*

第Ⅸ章　おわりに ……………………………………………………… *117*

索 引 …………………………………………………………………… *121*

I

鉄代謝の基本

I 鉄代謝の基本

Point
① 鉄は生命現活動に必須の微量金属である。
② 生体内に取り込まれた鉄が生理的に排泄される仕組みがない。
③ 過剰状態では酸化ストレスの亢進による強い細胞傷害性がある。
④ 鉄は全身に3～4gあり，約2/3が赤血球内のヘモグロビンに存在するほか，すべての細胞のミトコンドリアで利用される。

　鉄は正常な生命現象の維持に必須の微量金属であり，赤血球造血，ミトコンドリアでのエネルギー産生，DNA合成などにおいて重要な役割を担っている。生体内に取り込まれた鉄が生理的に排泄される仕組みがなく，不必要に投与されると体内のいずれかの臓器に蓄積される。過剰状態では酸化ストレスの亢進による強い有害性がある。このように有益・有害の二面性がある鉄を，有効に利用し，一方では傷害性を防ぐように，体内において鉄の量と分布が巧妙に制御されている。

1 鉄の生理的役割

　鉄は酸素の運搬，酸化還元反応，核酸合成など多くの生命活動に利用されている[1]。生体内には3～4g存在し，その約65％はヘモグロビン（hemoglobin：Hb），約8％は筋肉内のミオグロビンの中のヘム蛋白内にあり，酸素の輸送に関わる（図1）。全身の血管内でトランスフェリンと結合した鉄は3～4mg（全身の鉄の0.1％）と著明に少ない。また，全身の細胞内においては～1％と量的には少ないが，ミトコンドリアにおけるTCA（tricarboxylic acid cycle）サイクルや呼吸鎖などのエネルギー産生反応に関わるヘム蛋白群（シトクロムCオキシダーゼ，シトクロムP450など），鉄硫黄蛋白群（アコニターゼ，コハク酸デヒドロゲナーゼ）などにも含まれ，重要な働きを維持している。また，DNA合成に不可欠なリボヌクレオチドレダクターゼなどにも利用されている[2]。通常，生体内の鉄は蛋白質に結合した形で存在し，「遊離鉄」となって細胞傷害性と関連する酸化還元反応を促進することを防いでいる。一方，生体内で利用されなかった鉄は，主として「貯蔵鉄」としてフェリチンとその変性体であるヘモジデリンとして肝臓や脾臓に存在し，臓器重量の大きい

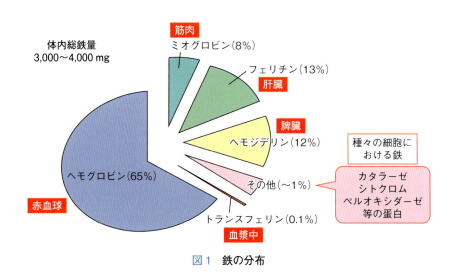

図1 鉄の分布

肝臓において貯蔵される量が優位を占める[3]。

2　鉄の傷害性

　生体内で血漿・体内の特定臓器・細胞に過剰な鉄が存在すると，鉄を結合できる蛋白質（主に細胞内ではフェリチン，細胞外ではトランスフェリン）の能力以上に鉄が存在し，「遊離鉄」が過剰に存在することになる。

　鉄による酸化ストレス亢進のメカニズムとしては，細胞内でのキサンチンオキシダーゼ（xanthine oxidase）などの反応過程や，ミトコンドリアから漏れ出てきたスーパーオキシド（superoxide）に加えて，遊離鉄（Fe^{2+}）の存在が重要である（図2）。細胞内では Fe^{2+} は酸化され Fe^{3+} となり，主にフェリチンの中に閉じ込められて反応性を失うと考えられているが，細胞内の鉄濃度が増加するとフェリチンに収容できなくなり，反応性の高い遊離鉄が過剰に存在すると考えられる。また，鉄剤投与時においては，トランスフェリン飽和度（transferrin saturation：TSAT）の上昇に伴い遊離鉄が血漿中に増加する。遊離鉄が増加すると電子供与体として働き，Fenton（フェントン）反応や Haber-Weiss（ハーバー・ワイス）反応を経て，活性酸素（reactive oxygen species：ROS）の中で最も反応性の高いヒドロキシルラジカル（・OH）を生成する。ヒドロキシルラジカルが脂質，蛋白質，核酸（DNA）

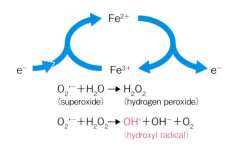

図2 Redox cycling of iron（鉄の酸化還元循環）
電子を失う＝酸化，水素を失う＝酸化。

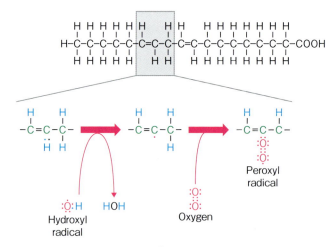

図3 ヒドロキシルラジカルによる脂質過酸化反応
（http://www.vivo.colostate.edu/hbooks/pathphys/misc_topics/radicals.html より引用）

　から電子を奪い（図3），脂質酸化物，蛋白酸化物，DNA酸化物を増加させて，種々の細胞障害が惹起される[4,5]。
　スーパーオキシドなどの発生にも鉄の存在が関与するとされている。通常では活性酸素の生成は，スーパーオキシドジスムターゼ（superoxide dismutase：SOD）やカタラーゼ（catalase：CAT），そしてグルタチオンペルオキシダーゼなどの活性

酸素消去系(抗酸化作用)により消去される仕組みがあり問題とはならないが,鉄過剰状態においては活性酸素の産生による酸化作用が打ち勝つことになる[6]。また,鉄に関しては単に量的な問題だけでなく,分布状態(鉄の偏在化)が種々の疾患・障害と関連することを理解する必要がある。

文 献

1) Hentze MW, Muckenthaler MU, Galy B, et al:Two to tango:regulation of Mammalian iron metabolism. Cell 2010;142:24-38
2) Levi S, Rovida E:The role of iron in mitochondrial function. Biochim Biophys Acta 2009;1790:629-636
3) Pantopoulos K, Porwal SK, Tartakoff A, et al:Mechanisms of Mammalian iron homeostasis. Biochemistry 2012;51:5705-5724
4) Freeman BA, Crapo JD:Biology of disease:free radicals and tissue injury. Lab Invest 1982;47:412-426
5) Lloyd RV, Hanna PM, Mason RP:The origin of the hydroxyl radical oxygen in the Fenton reaction. Free Radic Biol Med 1997;22:885-888
6) Thomas C, Mackey MM, Diaz AA, et al:Hydroxyl radical is produced via the Fenton reaction in submitochondrial particles under oxidative stress:implications for diseases associated with iron accumulation. Redox Rep 2009;14:102-108

鉄の輸送・利用・貯蔵
および調節の機構

II 鉄の輸送・利用・貯蔵および調節の機構

Point

① 細胞での効率的な鉄利用のため，鉄の輸送・利用・貯蔵および調節に関わる多くの蛋白質が存在している。
② 細胞内鉄濃度に応じて，IRP-IRE システムが鉄の輸送・利用・貯蔵の蛋白質を調節している。
③ 全身での鉄バランスなどの影響を受けて，ヘプシジンが細胞からの鉄汲出し蛋白フェロポーチンを分解する。
④ 血清ヘプシジン濃度とフェリチン濃度には強い相関関係がある。

鉄は生体内で重要な働きを担っており，消化管で吸収された後，赤血球の産生や全身の細胞のミトコンドリアでの鉄利用のために適宜輸送されている。また，不足している場合には吸収量を増加させたり，過剰になった状態や感染症罹患時には減少させる必要がある。そのため，鉄の輸送・利用・貯蔵および調節に関わる多くの蛋白質が存在している。

1 鉄代謝研究の進歩

鉄の輸送・調節機構に関しては長い間，解明されていなかった。しかし，1996 年に Feder らが遺伝性ヘモクロマトーシスの原因遺伝子（HFE）を発見し，この知見を契機として鉄研究は急速に進歩してきたと考えている[1]。それ以前の知見であるが，フェリチンは電子顕微鏡で可視化できることから 19 世紀後半よりその存在は知られており，1940 年代には鉄の貯蔵蛋白であることが証明された[2]。次いで，血漿中のトランスフェリン（Tf）に結合した鉄を細胞内に取り込む輸送蛋白として，トランスフェリン受容体（TfR）の存在が 1960 年代より知られていた。1980 年代後半には，IRP（iron regulatory protein）-IRE（iron responsive element）（IRP-IRE）システムが，TfR やフェリチンの発現を調節していることも解明された[3,4]。ただし，その他の鉄輸送や鉄調節のメカニズムはほとんど解明されていなかった。

遺伝性ヘモクロマトーシスの原因遺伝子（HFE）に関しては，主要組織適合複合体（MHC class I）との関連性が 1970 年代から知られており，chromosome 6 の短

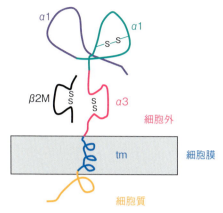

図1 MHC class I 分子の構造；α鎖（重鎖）と，β2-ミクログロブリンが非共有結合し機能を発揮する

腕に存在していることが明らかになっていた。免疫領域における MHC class I の働きとしては，細胞内に侵入した異物を細胞質でプロテアソームによってペプチド断片に変化させ，CD8+T 細胞（細胞傷害性 T 細胞）に提示するなどの抗原提示機能が重要である。また，細胞表面には MHC class I と同様の構造をもつ類似蛋白が多くあることが知られており，その中の HFE と鉄過剰との関連性が明らかにされた[5,6]。以前から，β2-ミクログロブリンの遺伝子発現が抑制されたノックアウトマウスが作成され，鉄過剰症になることが報告されていた。β2-ミクログロブリンは構造の多様性が認められず，MHC class I のα3ドメインで非共有的に結合している軽鎖（12 kDa）であり，すべての有核細胞表面に発現している（図1）。MHC class I の機能を発揮するには，β2-ミクログロブリンと結合した構造，すなわちジスルフィド結合（S-S 結合）によって安定化し，免疫グロブリン Ig 様ドメインと類似した構造になっていることが重要である。遺伝性ヘモクロマトーシスにおける HFE 遺伝子異常では，β2-ミクログロブリンと適切に結合できなくなるため細胞表面に存在できなくなることで異常をきたす。この時点では HFE と鉄代謝異常の関係は解明されていなかったが，その後，HFE は全身の鉄調節ホルモンであるヘプシジンの発現調節に関連する重要な因子であることが明らかになってくる[7]。

また，HFE の同定により，透析効率の指標や透析アミロイド症の原因である β2-ミクログロブリンと鉄代謝の関連性も疑われたが，現在のところ解明されていない。

消化管における鉄吸収のメカニズムも，長い間不明であった．1997年には，十二指腸粘膜に発現する二価金属輸送体1（divalent metal transporter 1：DMT1）がcloningされ，食品中に多く存在する三価鉄の吸収も二価鉄に還元されたのちDMT1により吸収されること，また鉄過剰状態で血液中に存在する二価鉄もこの輸送系を介して肝臓などに取り込まれることが解明された[8,9]．

2000年には二つの研究グループにより，細胞から鉄を汲み出す輸送体としてフェロポーチン（ferroportin：FPN）が解明された[10,11]．細胞内に蓄積された鉄は過剰に陥らないよう適切に細胞外へ運び出される必要があり，その機能が障害されると細胞内は鉄過剰になり，細胞障害を惹き起こす．細胞内への鉄取込みと細胞外への汲出しのバランスが，細胞内の鉄の濃度を決めていると考えられている．さらに2004年には，鉄を汲み出す蛋白質（フェロポーチン）を調節するホルモンとしてヘプシジンが発見された[12]．

2 鉄代謝に関連する蛋白質—輸送系と代謝系

鉄原子は，単独では細胞膜を通じて細胞内外を移動できず，輸送担体（トランスポーター）を必要とする．鉄は，一旦生体内に取り込まれると生理的な排泄経路がないこともあり，適切に再循環・再利用される系が必須である．血漿中ではトランスフェリンが三価鉄と結合し，トランスフェリン結合鉄として全身に輸送されている．細胞膜表面でのトランスフェリン結合鉄の取込み蛋白として，トランスフェリン受容体（TfR1）やトランスフェリンに結合していない二価鉄（non-transferrin bound iron：NTBI）を細胞内に輸送する二価金属輸送体（DMT1）が同定されている一方，鉄の汲出し蛋白としてはフェロポーチンが同定されている[13]．また，細胞内で鉄を貯蔵するフェリチン，細胞内で鉄を輸送するポリC結合蛋白質（PCBP2），ヘム産生に関わるアミノレブリン酸合成酵素およびフェロキラターゼ，古い赤血球由来の鉄の再利用に関わるヘムオキシゲナーゼなどが働いている（図2）．

1. トランスフェリン（transferrin：Tf）

トランスフェリンは，主として肝臓で産生される分子量約78,000の糖蛋白で，β1グロブリンに属しており，血漿中に通常200〜350 mg/dL存在する．トランスフェリンは血管内外にほぼ等量に存在し，組織間の鉄の分布に役立っており，血漿中の半減期は平均8.8日とされ，代謝は主として肝臓や腸管で行われている．半減期が長いため，血清鉄とは異なり日内変動は小さい[14]．アルブミンと同様に負の急性期蛋白とされ，慢性炎症，肝疾患などのほか，鉄過剰で低下する[15]．トランスフェリ

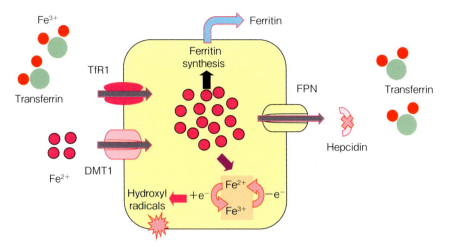

図2　鉄代謝の基本（細胞レベル）

ンは血液中において最大2個の三価鉄と結合し，全身を循環して輸送される。トランスフェリンには，鉄と結合しないアポ型 Tf，二つの三価鉄が結合した differic Tf（鉄飽和トランスフェリン），一つ結合した monoferric Tf がある。

2. トランスフェリン受容体1（transferrin receptor 1：TfR1）

　トランスフェリン受容体1（TfR1）は糖鎖を有する膜蛋白で，ホモ二量体を形成し，血液中を流れてくる Tf に受容体として結合する。TfR1は一般に，鉄と結合していないアポ型 Tf との結合は弱く，differic Tf との親和性が高い。リガンドが結合するとエンドサイトーシスにより細胞内へ取り込まれ，エンドゾーム内では pH が低下することにより Tf は鉄イオンとの親和性を失い遊離鉄を放出し，アポ型 Tf となる。そこで遊離された鉄は，エンドゾームから DMT1 により細胞質内へ輸送され，ミトコンドリアに向かう（図3）。アポ型 Tf と TfR の複合体はリサイクリング・エンドゾームによって細胞表面に移送され鉄輸送に再利用されるか，または可溶型 TfR として血液中に放出される[16,17]。血液中で鉄と結合した Tf，すなわち differic Tf が低下すると，TfR1 は結合相手を失い血液中に放出され，可溶型 TfR（soluble TfR：sTfR）は増加する。sTfR は研究レベルでは測定が可能であり，その増加は鉄欠乏の指標の一つとされる。

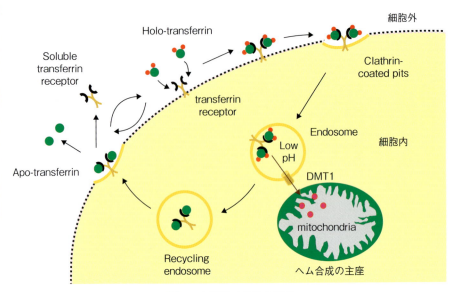

図3 赤芽球での鉄の輸送
赤芽球の周囲にはトランスフェリンが多く存在し，鉄を受け取りやすい環境がある。

3. トランスフェリン受容体2（transferrin receptor 2：TfR2）

トランスフェリンの受容体には，トランスフェリン受容体1と類似の構造をもつトランスフェリン受容体2（TfR2）が存在し，赤血球前駆細胞および肝細胞に特異的に発現する。肝臓では，先述のヘモクロマトーシス関連蛋白のHFEと複合体を形成して鉄のセンサーとして働き，ヘプシジンの発現に関わる。TfR2とTfとの親和性は，TfR1に比して約25～30分の1と低い[18]。赤血球系前駆細胞における役割としては，endoplasmic reticulumでエリスロポエチン受容体と複合体を形成し，細胞表面へ効率的に輸送する作用がある[19]。TfR2の発現は，鉄飽和トランスフェリン（diferric Tf）の負荷によって増加する[20]。TfR2は，鉄欠乏時にはエリスロポエチンに対する感受性を調節して赤血球の産生を抑制させる作用を有しており，赤血球産生に伴う鉄利用を減少させて他の細胞への鉄供給を維持するメカニズムの一つと考えられている。

4. フェリチン（ferritin）

フェリチンは，24のH（heavy type）およびL（light type）サブユニットから構

成される鉄結合蛋白であり,樽構造を呈し,その内腔に約4,500個までの鉄原子を結合・貯蔵することができる(図4・5)。HサブユニットとLサブユニットの比率は臓器特性があるとされ,例えば心臓ではHサブユニットの比率が高く,肝臓・脾臓ではLサブユニットの構成比率が高い[21]。このうちHサブユニットだけがFe^{2+}をFe^{3+}に酸化するフェロキシダーゼ活性を有している。フェリチンは,主に肝臓あるいは脾臓に多く存在するが,ほとんどすべての細胞内で鉄の蓄積に応じて産生される。血中にも微量ながら分泌され,臨床的には鉄貯蔵量の指標として用いられる。

5. 二価金属輸送体(divalent metal tranporter 1:DMT 1)

二価鉄を細胞内に取り込む主な分子は,二価金属輸送体(DMT 1)である。DMT 1は全身のほとんどすべての細胞に発現しており,二価鉄ばかりでなく二価陽イオンである亜鉛,マンガン,銅などの細胞内への取込みを行っている[8,9,22,23]。

DMT 1は消化管の上皮細胞,特に十二指腸粘膜に強く局在し,消化管での鉄吸収に重要な役割を果たしている。消化管では,食物中の三価鉄は十二指腸シトクロムB(duodenal cytochrome B:DcytB)の作用により二価に還元され,DMT 1により上皮内に取り込まれる。DMT 1は細胞内小胞にも存在する。細胞表面のトランスフェリン受容体と結合した鉄であるトランスフェリン結合鉄は,エンドサイトーシスにより細胞内小胞へearly endosomesとして運び込まれるが,小胞内の酸性化によりトランスフェリンに結合した鉄が乖離しDMT 1により細胞質内に,さらにミトコンドリアへ輸送される[24]。

6. 自然抵抗関連マクロファージ蛋白 1
(natural resistance-associated macrophage protein 1:Nramp 1)

Nramp 1はマクロファージおよび好中球に特異的に発現しており,当初マウスにおいて細胞内で増殖する病原体(intracellular pathogen)である *Salmonella*, *Leishmania*, *Mycobacterium* 感染への抵抗性に関連する遺伝子として発見された[25]。ヒトでもその変異が結核菌などの感染に関連するとされ,実際,西アフリカのガンビアでの結核のケースコントロール試験からも,ヒトのNramp 1の遺伝子多形性が結核の発症と有意に関連していることが報告されている[26]。DMT 1とNramp 1はヒトでは61%のアミノ酸配列の相同性があり,Nramp 1蛋白も金属イオン輸送体であることが示され,細胞内のlate endosomeに発現し,この小胞から細胞質へ鉄を汲み出す役割がある[23,24,27]。Nramp 1の役割は完全には解明されていないが,貪食後菌を閉じ込めたphagolysosome(食胞融解小体)から鉄を欠乏させ,病原体への鉄の供給を遮断する作用により増殖を抑制する作用があると考えられている(図6)。また,マク

進化の過程でも保存されている三次元構造

24のサブユニットにより432面体の中空殻（外直径12〜13 nm、内直径7〜8 nm、分子量≒500,000）を形成。

直径80 Åの空洞に4,500個までのFe^{3+}原子（oxyhydroxide particles）を貯蔵可能。
通常は2,000〜2,500鉄原子を貯蔵。

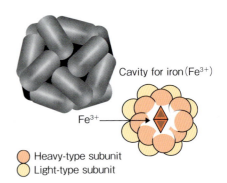

図4　フェリチンの構造（1）

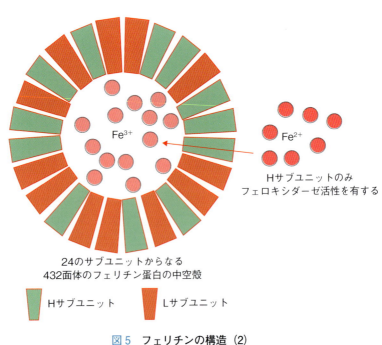

図5　フェリチンの構造（2）

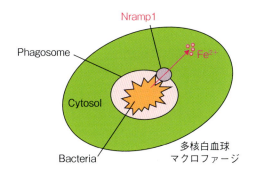

図6 多核白血球・マクロファージにおけるNramp1の役割
Nramp1の感染防御の機序は明確にされていないが，細菌貪食時に，Nramp1が二価金属イオンをphagosomeから細胞質内へ輸送し，細菌増殖を抑制することが推測されている。

ロファージにおける「鉄の再利用の系」でも重要な働きをしており，造血系への効率的な鉄の供給と関連している[28, 29]。

7. フェロポーチン（ferroportin：FPN）

フェロポーチンは，現在知られている唯一の細胞からの鉄汲出し蛋白質であり，細胞内の鉄含量を決める重要な役割を担っている。全身の細胞には程度の差こそあれフェロポーチンが存在するが，マクロファージや消化管上皮細胞では大量の鉄の輸送を担っている[10, 11]。細胞内から鉄が汲み出されることにより細胞内鉄含量が調節されているとされ，フェロポーチンの発現は後述のiron regulatory protein（IRP）-iron responsive element（IRE）システムとヘプシジンにより二重に調節されている。細胞から鉄を汲み出す場合に，二価鉄を三価鉄に酸化してトランスフェリンに受け渡す必要があり，その酸化を細胞表面のヘファスチン（hephaestin：HEPH）が行っている[30]。またHEPHは，銅を輸送するとされるセルロプラスミン（Cp）と相同性（homology）がある。

8. 赤血球型5-アミノレブリン酸合成酵素
（erythroid delta aminolevulinate synthase：eALAS, ALAS2）

ヘムはほとんどすべての細胞内で合成されるが，その合成の律速段階であると考えられている酵素が5-アミノレブリン酸合成酵素（aminolevulinate synthase：ALAS）である。ALASには，すべての細胞で発現するALAS1と，赤芽球でのみ発現するALAS2（eALAS）の二つのアイソザイムが存在する。ALASはヘム合成開始の役割

を担っており，ミトコンドリア内でグリシンとサクシニルCoAが重合してアミノレブリン酸が生成される過程を触媒する[31,32]。サクシニルCoAはTCAサイクルの中で形成される。アミノレブリン酸は細胞質内へ移行し，ヘム合成が進んでいく。eALASは赤血球のヘム合成に必須の酵素であり，その欠損はX連鎖性鉄芽球性貧血と関連する（Ⅳ章図4参照）。

9. 鉄付加酵素（ferrochelatase）

赤血球産生において，赤芽球細胞内の細胞質内ではアミノレブリン酸から順次コプロポルフィリノーゲンⅢが産生され，ミトコンドリア内に移行しプロトポルフィリンⅨとなる。鉄付加酵素（ferrochelatase，フェロキラターゼ）によりプロトポルフィリンⅨの中心に鉄が配位すると，ヘムとなる[31,33]。

10. 低酸素誘導因子（hypoxia-inducible factors：HIFs）

低酸素誘導因子（hypoxia-inducible factors：HIFs）は，ほとんどすべての細胞において低酸素条件下で誘導される蛋白質であり，酸化ストレスの抑制，代謝の適応，血管新生などの応答を引き起こす転写因子である。多くの遺伝子の転写を促進することが知られており，腎でのエリスロポエチン産生のみならずヘプシジン発現や消化管での鉄代謝，そして糖代謝にも関わる[34]。通常の酸素濃度（21％）では，プロリン水酸化酵素（hypoxia inducible factor prolyl hydroxylase：HIF-PH）を介してユビキチン・プロテアソーム系によって分解される。低酸素状態ではHIF-PH活性の低下によりHIFsが安定化する。また，鉄欠乏状態でもHIFsの活性化を認める。

11. ポリC結合蛋白質（poly-C binding protein 2：PCBP2）

二価金属輸送体DMT1によって細胞質内に輸送された二価鉄イオンを細胞質側で受容し細胞質内を輸送する分子として，ポリC結合蛋白質（PCBP2）が明らかになっている。鉄と結合したDMT1はPCBP2と結合し，PCBP2へ鉄が受け渡されるとDMT1が乖離する。鉄汲出し蛋白フェロポーチン（FPN1）と，鉄と結合したPCBP2の間にも，同様な関係がある[35]。このように，膜輸送分子と細胞質の間で鉄の受け渡し機構が存在していると考えられている。

12. ヘム酸素添加酵素（heme oxygenase：HO1）

ヘム酸素添加酵素（HO1）は，ヘムの分解に関与する酵素である。網内系マクロファージに貪食された古くなった赤血球由来のヘムの環を開裂し，ビリベルジンとともに二価鉄・一酸化炭素を生成する。ビリベルジンはビリベルジン還元酵素の働きによりビリルビンとなる[36]。この過程において，ヘムから鉄が取り出されて再利用されることになる。HO1は酸化ストレスによって誘導され，細胞を保護する役割を

もつと考えられている。

3　細胞レベルでの鉄代謝調節：IRP-IREシステム

　細胞レベルでの鉄の代謝は精密に制御されている。すなわち，細胞においてはトランスフェリン受容体，二価金属輸送体DMT1による鉄の取込み，ヘム合成における鉄の利用，TfR1による鉄の貯蔵，フェロポーチンによる鉄の汲出しを調節することにより，需要と供給のバランスを保っている。これらの鉄の取込み・汲出し・貯蔵・利用に関わる蛋白質の発現を，鉄濃度によって統合的に調節しているシステムが，IRE（iron responsive element）を介したIRP（iron regulatory protein）による発現制御システムである[37～39]。IREは，それぞれのmRNA（messenger ribonucleic acid）の非翻訳領域（untranslated region：UTR）に存在するヘアピン構造であり，IREにIRPが結合して遺伝子から蛋白質への翻訳を調節する。重要な点は，IREの位置が5'UTRか3'UTRかによって，その作用が異なることである。IRPにはIRP1とIRP2の2種類があり，IRP1は高い鉄濃度では不活化（IREへの結合ができない状態）されアコニターゼ活性を有する（図7）。一方IRP2は，細胞内鉄濃度の上昇によりE3ユビキチンリガーゼにより分解される。主たる鉄関連遺伝子のうち，フェロポーチン（鉄汲出し），フェリチン（鉄貯蔵），赤血球型δ-アミノレブリン酸合成酵素（delta aminolevulinate synthase：eALAS）（ヘム合成における鉄利用）は5'UTRにIREを有し，DMT1（二価鉄取込み），トランスフェリン受容体（トランスフェリン結合鉄の取込み）は3'UTRにIREを有する。IRPが5'UTRに存在するIREに結合した場合は翻訳が抑制されること，一方3'UTRのIREに結合した場合は，mRNAを分解するリボヌクレアーゼ（RNase）の影響を受けにくくmRNAの安定性が増すことにより，逆に翻訳が亢進する。

　細胞内鉄濃度が低い場合は，IRP1はIREと結合できる構造となりフェリチン，フェロポーチン，ALAS2のmRNAの5'UTR側のIREに結合し，これらの翻訳が抑制され，一方でDMT1，TfR1mRNAの3'UTR側のIREに結合し，これらの翻訳が亢進する（図8）。

　その結果，細胞内の鉄利用，貯蔵，汲出しが抑制され，逆に鉄取込みが亢進することになり，鉄濃度が高まる方向へと変化する。細胞内鉄濃度が高い場合は逆の機転が働き，鉄濃度が低下する方向に向かう。

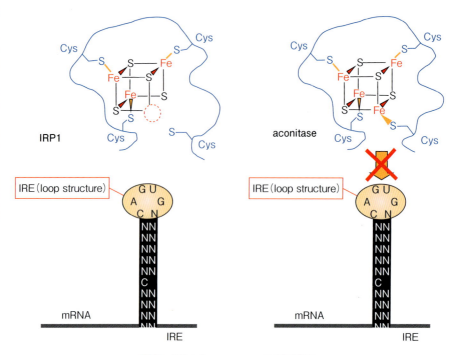

図7　IRP1 と aconitase の相互関係

IRP は鉄の存在下では iron-sulfur cluster (Fe-S) 構造が構築され aconitase となり，IRE との結合性を失う。

4　全身における鉄調節メカニズム：ヘプシジン（hepcidin）

　全身の鉄のバランスは，輸血や鉄剤投与そして出血などがない場合，主として消化管における鉄の吸収に依存する。消化管，特に十二指腸の上皮細胞から血管側へ鉄を汲み出すフェロポーチンの分解は，ヘプシジンにより調節されている。また，それだけではなく，生体内の大半の細胞の鉄含量も IRP-IRE システムとともにヘプシジン–フェロポーチン系で統合的に調節されている。

　ヒトヘプシジン遺伝子（Hamp）は，84個のアミノ酸を有するプレプロヘプシジンをコードしている。ヒトでは，25個のC末端アミノ酸が切断されヘプシジン-25となることにより，実際の生理活性を有する[40]。

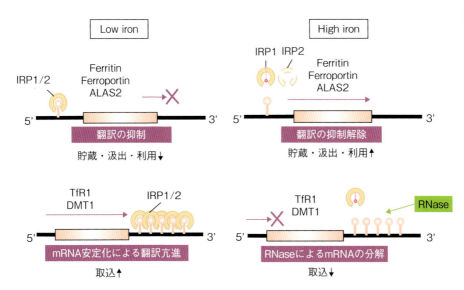

図8 細胞内鉄濃度に応じたIRP-IREシステムによる鉄関連蛋白の調節機構

1. ヘプシジンによる鉄調節メカニズム

ヘプシジンは主として肝臓で産生されており，心筋・脳・腎臓など他の部位でのヘプシジン遺伝子発現も知られているが，全身の鉄を主に調節しているのは量的にも肝臓由来と考えられている[41]。ヘプシジンは，細胞表面に存在する現在知られている唯一の鉄汲出し蛋白フェロポーチンを受容体として結合し，フェロポーチンを内包化して，リソソームによる分解に導くことにより，細胞表面のフェロポーチンを消失させ鉄の汲出しを抑制することになる。ほとんどすべての細胞が発現の差こそあれフェロポーチンを有しており，ヘプシジンはそれぞれの細胞での鉄の汲出しを抑制する。鉄の汲出しは各細胞および生体内の鉄調節にとって重要な過程であるため，フェロポーチンはIRP-IREシステムによる翻訳（合成）だけでなく，ヘプシジンによる蛋白質の分解過程でも調節されることになる。

ヘプシジンは，消化管上皮での鉄の吸収も調節する役割がある。また，古くなった赤血球に由来する鉄の再利用を行う網内系マクロファージ，および肝臓に貯蔵された鉄の汲出しも調節し，鉄の最も大きい消費部位である骨髄での赤血球産生のため，血漿中のトランスフェリン（Tf）に鉄を受け渡す量を調節している[12, 42]。

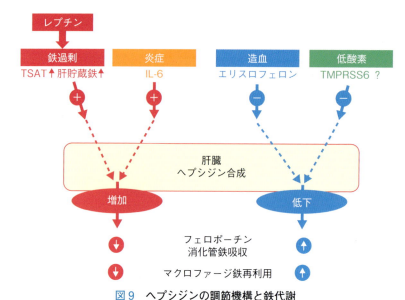

図9　ヘプシジンの調節機構と鉄代謝
レプチンも肝臓の鉄含量増加を介してヘプシジンが増加することを解明した。
(Yamamoto K, et al：Biochem Biophys Res Commun 2018；495：1548-1554)

　鉄過剰などによるヘプシジンの分泌に応じて，消化管での鉄吸収が低下する。先述のHFEの異常など遺伝性ヘモクロマトーシスの多くはヘプシジン産生障害であり，鉄の吸収促進により鉄過剰になる[43]。一方，TMPRSS6の遺伝子異常はヘプシジンの産生が過剰になる疾患であり，鉄剤不応性鉄欠乏性貧血に陥る[44,45]。TMPRSS6はserine proteaseであるmatripaseをコードしており，matripaseはヘプシジン産生を調節するヘモジュベリン（hemojuvelin：HJV）の産生を抑制する作用がある。

2. ヘプシジンを調節するメカニズム

　ヘプシジンの調節には多くの因子が関与していることが明らかになってきている（図9）。代表的な因子は，鉄による調節（"stores" regulator），造血による調節（"erythropoietic" regulator），炎症による調節（"inflammatory" regulator），低酸素状態による調節（"hypoxia" regulator）に分けられる[46,47]。鉄が過剰に存在する場合や，感染症など細胞外に鉄が多く存在すると不利になる状態ではヘプシジンが増加し，消化管での鉄吸収を抑制し，鉄を細胞内に閉じ込めて細胞外の鉄の量を減少させることになる。一方，造血が亢進している場合や低酸素血症ではヘプシジン発現が抑制さ

れるが，鉄の要求度に応じて鉄の吸収とともに網内系からの血漿への鉄の供給を増加させることになる。このように生理的には，ヘプシジンは鉄代謝において合目的的に働いていると考えられる。

　鉄の投与・貯蔵などでヘプシジンの転写が促進されることは分かっていたが，肝臓内で鉄の刺激をヘプシジン産生に伝えていくメカニズムが長い間不明であった。培養細胞を用いた研究において，肝細胞のみではトランスフェリン結合鉄の刺激を受けてもヘプシジン発現は上昇しない。最近，肝臓内の類洞にある血管内皮細胞で鉄の刺激を受けて bone morphogenic protein 6（BMP6）が産生され，paracrine actions により肝細胞の類洞側の膜に存在するヘモジュベリン（HJV）がヘプシジン転写を調節することが報告された[48]。すなわち，鉄投与を受けた場合などにトランスフェリン飽和度（TSAT）の上昇を肝臓の類洞の内皮細胞が感知し，その刺激でヘプシジンが増加することになる。そのため，肝臓・脾臓をはじめとする細胞内への鉄の囲い込み，すなわち鉄含量の増加に伴いフェリチンの産生が増加するとともに，その細胞外への輸送により血清フェリチン値が上昇する。このように，一貫して観察される血清フェリチン値とヘプシジン濃度の相関は，ヘプシジン増加に伴う肝細胞などへの「鉄の囲い込み」が原因であると考えられる（図10）。

　適切な造血には鉄の利用可能量（可用性）の増加が不可欠であり，ヘプシジンの低下は造血に利用できる鉄を増加させる。造血刺激によるヘプシジンの産生低下のメカニズムは，長期間不明であった。赤血球造血系と肝臓の鉄代謝制御系をつなぐ因子の一つとして，骨髄の赤芽球細胞から分泌されるエリスロフェロンが同定された[50]。エリスロフェロンは，筋肉由来のホルモン（ミオカイン）の一つであるミオネクチンとして，すでに報告されている蛋白質である[50]。造血に際して，赤芽球からエリスロフェロンが分泌され肝臓におけるヘプシジンの発現を抑制し，血液中のトランスフェリン結合鉄を増加させる。また，造血刺激によりヘプシジンが低下する調節機構は，鉄による増加刺激より強力であるとされ，十分な鉄が存在してもエリスロポエチン製剤や瀉血による造血に伴いヘプシジン産生が抑制される[34, 51]。さらに，エリスロポエチン投与時の検討では，TSAT の減少が先行した後，血清ヘプシジン濃度が低下する[52]。

　炎症・感染によるヘプシジンの誘導は，「鉄の再利用の系」を阻害し，血清鉄の低下や炎症に伴う貧血と関連する。炎症性サイトカインの中でもインターロイキン6（IL-6）の作用が多く研究され，STAT3（signal transducer and activator of transcription 3）依存性の転写誘導によりヘプシジンの合成を促進すると報告されている。他に，IL-1

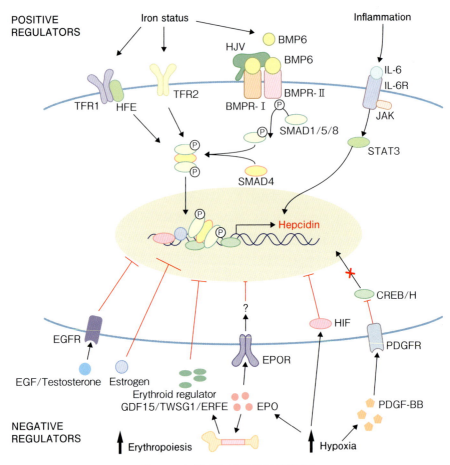

図10 ヘプシジンの正負の調節因子

BMP6：bone morphogenetic protein 6, BMPR-I：bone morphogenetic protein receptor-I, BMPR-II：bone morphogenetic protein receptor-II, CREB/H：cAMP response-element binding protein/H, EGF：epidermal growth factor, EGFR：epidermal growth factor receptor, EPO：erythropoietin, EPOR：erythropoietin receptor, ERFE：erythroferrone, GDF15：growth differentiation factor 15, HFE：hemochromatosis protein, HIF：hypoxia-inducible factor, HJV：hemojuvelin, IL6：interleukin 6, IL-6R：interleukin 6 receptor, JAK：Janus kinase, PDGF-BB：platelet-derived growth factor-BB, PDGFR：platelet-derived growth factor receptor, SMAD1/5/8：sma and mothers against decapentaplegic homologue 1/5/8 complex, SMAD4：sma and mothers against decapentaplegic homologue 4, STAT3：signal transducer and activator of transcription 3, TFR1：transferrin receptor 1, TFR2：transferrin receptor 2, TWSG1：twisted gastrulation BMP signaling modulator 1

(Rishi G, et al：Hepcidin：regulation of the master iron regulator. Biosci Rep 2015; 35：e00192 [49]より引用)

や lipopolysaccharide（LPS）でも増加の報告がある一方，TNF-αは BMP 受容体の共因子である hemojuvelin mRNA を低下させ，むしろヘプシジンは抑制される[53]。

低酸素状態においては，細胞の適応応答で中心的な役割を果たす転写因子が低酸素誘導因子（hypoxia-inducible factor：HIF）である。HIF によるヘプシジン産生抑制のメカニズムに関しては諸説あり，代表的なものとして① HIF がヘプシジン転写を直接抑制する，②エリスロポエチンによる骨髄造血を介してヘプシジンが抑制される，③ HIF は TMPRSS6 の転写を介して BMP 受容体の共因子である hemojuvelin を分解し，ヘプシジン発現を抑制する，④低酸素状態では platelet derived growth factor（PDGF）-BB を介してヘプシジン発現を抑制する，などが報告されている[49, 54]。

3. ヘプシジンの測定法

ヘプシジン（ヘプシジン-25）は，25 個のアミノ酸で形成されているが，8 個のシステイン残基が分子内で 4 個の S-S 結合（ジスルフィド結合）を形成している折りたたみヘアピン構造という特殊性のため，ELISA 法の開発が困難を極めていた。そのため，正確に活性型ヘプシジンを測定するには質量分析計が必要であり，液体クロマトグラフィー・タンデム質量分析（LC-MS/MS）法が用いられている[55, 56]。近年，競合的 ELISA 法を用いた測定キットも市販されているが，ヘプシジンの前駆体であるプロヘプシジンおよびヘプシジンのアイソフォーム（ヘプシジン-22，ヘプシジン-20）を検出する可能性があるため，注意が必要であると考えられる[57, 58]。

LC-MS/MS 法によるヘプシジンの測定は高価であり，現在の段階では臨床現場で日常的に用いることは困難である。ただし，遺伝性ヘモクロマトーシスなどの特殊な場合を除いて，多くの場合は log 変換した血清フェリチン値とヘプシジン値には相関があり，多寡については概ね推定できると考えられる。

4. ヘプシジン濃度を決定する因子

慢性腎臓病（chronic kidney disease：CKD）患者では，腎でのヘプシジンのクリアランス低下による排泄低下などの要因によって血清ヘプシジン濃度が上昇する可能性が考えられている[59]。ヘプシジンは，血液中で主にα2-マクログロブリンおよびアルブミンと結合した形態で見出される[60]。α2-マクログロブリン（750 kDa）と結合することによって，腎臓では糸球体基底膜を，血液透析では透析膜を十分に通過することができないため，除去率が低いと考えられている。血液透析との関係では，透析直後に約 20〜30％の低下を認めるが，透析終了後 1 時間では透析前値まで復する。そのためヘプシジンは，透析後においても体内の鉄バランスを速やかに表している指標と考えられる[56]。

ヘプシジンの発現を増加させる因子として，鉄過剰・鉄投与の他にIL-6やIL-1などの炎症性サイトカインが知られている。我々は，33名の健常者と198名の血液透析患者の血清ヘプシジン濃度を測定し，血清ヘプシジン濃度を決定する因子を検討した。その結果，明らかな炎症や感染がない場合，血清ヘプシジン濃度の決定因子は主として血清フェリチン値であることを報告した[56]。CRP ≦ 0.3 mg/dLの範囲の群では血清ヘプシジンとIL-6との相関関係は認められず，一方CRP＞0.3 mg/dLの患者においてのみ血清ヘプシジンはIL-6と相関することを見出している[56]。このように，明らかな感染などの炎症を有さないCKD患者においては，血清ヘプシジンを決定する因子は貯蔵鉄マーカーである血清フェリチン値であり，貯蔵鉄が上昇することは炎症とは無関係に血清ヘプシジン濃度の上昇と関連している。

腎性貧血を有する患者においては，骨髄機能の低下による造血低下のため，鉄の利用障害がヘプシジンの発現を増加させる。また，鉄剤投与はヘモグロビン改善を促進する有効な手段ではあるが，鉄が過剰になると高ヘプシジン血症が惹起され，細胞内からの鉄の汲出しが行えなくなるため，細胞内での鉄の蓄積・偏在化を促進させることによる傷害性が懸念される。そのため，定期的なフェリチン濃度の測定により鉄過剰を防ぐ必要がある[61]。

文 献

1) Feelders RA, Kuiper-Kramer EP, van Eijk HG：Structure, function and clinical significance of transferrin receptors. Clin Chem Lab Med 1999；37：1-10
2) Granick S：Ferritin；its properties and significance for iron metabolism. Chem Rev 1946；38：379-403
3) Leibold EA, Munro HN：Cytoplasmic protein binds in vitro to a highly conserved sequence in the 5' untranslated region of ferritin heavy- and light-subunit mRNAs. Proc Natl Acad Sci U S A 1988；85：2171-2175
4) Casey JL, Di Jeso B, Rao K, et al：Two genetic loci participate in the regulation by iron of the gene for the human transferrin receptor. Proc Natl Acad Sci U S A 1988；85：1787-1791
5) Kajikawa M, Kasahara M：Structure and function of non-classical MHC class I molecules. Seikagaku 2009；81：189-199
6) Crawford DH, Ramm GA：Haemochromatosis. Trends Endocrinol Metab 1999；10：14-17
7) Bilski P, Li MY, Ehrenshaft M, et al：Vitamin B6 (pyridoxine) and its derivatives are efficient singlet oxygen quenchers and potential fungal antioxidants. Photochem Photobiol 2000；71：129-134

8) Fleming MD, Trenor CC III, Su MA, et al : Microcytic anaemia mice have a mutation in Nramp2, a candidate iron transporter gene. Nat Genet 1997 ; 16 : 383-386
9) Mims MP, Prchal JT : Divalent metal transporter 1. Hematology 2005 ; 10 : 339-345
10) Donovan A, Brownlie A, Zhou Y, et al : Positional cloning of zebrafish ferroportin1 identifies a conserved vertebrate iron exporter. Nature 2000 ; 403 : 776-781
11) Abboud S, Haile DJ : A novel mammalian iron-regulated protein involved in intracellular iron metabolism. J Biol Chem 2000 ; 275 : 19906-19912
12) Nemeth E, Tuttle MS, Powelson J, et al : Hepcidin regulates cellular iron efflux by binding to ferroportin and inducing its internalization. Science 2004 ; 306 : 2090-2093
13) Pantopoulos K, Porwal SK, Tartakoff A, et al : Mechanisms of Mammalian iron homeostasis. Biochemistry 2012 ; 51 : 5705-5724
14) Elsayed ME, Sharif MU, Stack AG : Transferrin saturation : a body iron biomarker. Adv Clin Chem 2016 ; 75 : 71-97
15) Gabay C, Kushner I : Acute-phase proteins and other systemic responses to inflammation. N Engl J Med 1999 ; 340 : 448-454
16) Skikne BS, Flowers CH, Cook JD : Serum transferrin receptor : a quantitative measure of tissue iron deficiency. Blood 1990 ; 75 : 1870-1876
17) Kawabata H, Sakamoto S, Masuda T, et al : Roles of transferrin receptors in erythropoiesis. Rinsho Ketsueki 2016 ; 57 : 951-958
18) Kawabata H, Yang R, Hirama T, et al : Molecular cloning of transferrin receptor 2. A new member of the transferrin receptor-like family. J Biol Chem 1999 ; 274 : 20826-20832
19) Silvestri L, Nai A, Pagani A, et al : The extrahepatic role of TFR2 in iron homeostasis. Front Pharmacol 2014 ; 5 : 93
20) Johnson MB, Enns CA : Diferric transferrin regulates transferrin receptor 2 protein stability. Blood 2004 ; 104 : 4287-4293
21) Harrison PM, Arosio P : The ferritins : molecular properties, iron storage function and cellular regulation. Biochim Biophys Acta 1996 ; 1275 : 161-203
22) Gunshin H, Allerson CR, Polycarpou-Schwarz M, et al : Iron-dependent regulation of the divalent metal ion transporter. FEBS Lett 2001 ; 509 : 309-316
23) Nevo Y, Nelson N : The NRAMP family of metal-ion transporters. Biochim Biophys Acta 2006 ; 1763 : 609-620
24) Gruenheid S, Pinner E, Desjardins M, et al : Natural resistance to infection with intracellular pathogens : the Nramp1 protein is recruited to the membrane of the phagosome. J Exp Med 1997 ; 185 : 717-730
25) Vidal SM, Malo D, Vogan K, et al : Natural resistance to infection with intracellular parasites : isolation of a candidate for Bcg. Cell 1993 ; 73 : 469-485
26) Bellamy R, Ruwende C, Corrah T, et al : Variations in the NRAMP1 gene and susceptibility to tuberculosis in West Africans. N Engl J Med 1998 ; 338 : 640-644

27) Forbes JR, Gros P : Iron, manganese, and cobalt transport by Nramp1 (Slc11a1) and Nramp2 (Slc11a2) expressed at the plasma membrane. Blood 2003 ; 102 : 1884-1892
28) Tabuchi M, Yoshimori T, Yamaguchi K, et al : Human NRAMP2/DMT1, which mediates iron transport across endosomal membranes, is localized to late endosomes and lysosomes in HEp-2 cells. J Biol Chem 2000 ; 275 : 22220-22228
29) Soe-Lin S, Apte SS, Andriopoulos B Jr, et al : Nramp1 promotes efficient macrophage recycling of iron following erythrophagocytosis in vivo. Proc Natl Acad Sci U S A 2009 ; 106 : 5960-5965
30) Anderson GJ, Vulpe CD : Mammalian iron transport. Cell Mol Life Sci 2009 ; 66 : 3241-3261
31) Ajioka RS, Phillips JD, Kushner JP : Biosynthesis of heme in mammals. Biochim Biophys Acta 2006 ; 1763 : 723-736
32) Chiabrando D, Mercurio S, Tolosano E : Heme and erythropoieis : more than a structural role. Haematologica 2014 ; 99 : 973-983
33) Taketani S, Adachi Y, Nakahashi Y : Regulation of the expression of human ferrochelatase by intracellular iron levels. Eur J Biochem 2000 ; 267 : 4685-4692
34) Pasricha SR, McHugh K, Drakesmith H : Regulation of hepcidin by erythropoiesis : the story so far. Annu Rev Nutr 2016 ; 36 : 417-434
35) Yanatori I, Yasui Y, Tabuchi M, et al : Chaperone protein involved in transmembrane transport of iron. Biochem J 2014 ; 462 : 25-37
36) Fraser ST, Midwinter RG, Berger BS, et al : Heme oxygenase-1 : a critical link between iron metabolism, erythropoiesis, and development. Adv Hematol 2011 ; 2011 : 473709
37) Silva B, Faustino P : An overview of molecular basis of iron metabolism regulation and the associated pathologies. Biochim Biophys Acta 2015 ; 1852 : 1347-1359
38) Hentze MW, Muckenthaler MU, Galy B, et al : Two to tango : regulation of Mammalian iron metabolism. Cell 2010 ; 142 : 24-38
39) Kaplan J, Ward DM : The essential nature of iron usage and regulation. Curr Biol 2013 ; 23 : R642-R646
40) Miseta A, Nagy J, Nagy T, et al : Hepcidin and its potential clinical utility. Cell Biol Int 2015 ; 39 : 1191-1202
41) Sebastiani G, Wilkinson N, Pantopoulos K : Pharmacological targeting of the hepcidin/ferroportin axis. Front Pharmacol 2016 ; 7 : 160
42) Nakanishi T, Hasuike Y, Otaki Y, et al : Hepcidin : another culprit for complications in patients with chronic kidney disease? Nephrol Dial Transplant 2011 ; 26 : 3092-3100
43) Gulec S, Anderson GJ, Collins JF : Mechanistic and regulatory aspects of intestinal iron absorption. Am J Physiol Gastrointest Liver Physiol 2014 ; 307 : G397-G409
44) Willemetz A, Lenoir A, Deschemin JC, et al : Matriptase-2 is essential for hepcidin repression during fetal life and postnatal development in mice to maintain iron homeostasis. Blood 2014 ; 124 : 441-444

45) Silvestri L, Pagani A, Nai A, et al：The serine protease matriptase-2 (TMPRSS6) inhibits hepcidin activation by cleaving membrane hemojuvelin. Cell Metab 2008；8：502-511
46) Ganz T：Molecular control of iron transport. J Am Soc Nephrol 2007；18：394-400
47) Nemeth E：Iron regulation and erythropoiesis. Curr Opin Hematol 2008；15：169-175
48) Canali S, Zumbrennen-Bullough KB, Core AB, et al：Endothelial cells produce bone morphogenetic protein 6 required for iron homeostasis in mice. Blood 2017；129：405-414
49) Rishi G, Wallace DF, Subramaniam VN：Hepcidin：regulation of the master iron regulator. Biosci Rep 2015；35：e00192
50) Kautz L, Jung G, Valore EV, et al：Identification of erythroferrone as an erythroid regulator of iron metabolism. Nat Genet 2014；46：678-684
51) Huang H, Constante M, Layoun A, et al：Contribution of STAT3 and SMAD4 pathways to the regulation of hepcidin by opposing stimuli. Blood 2009；113：3593-3599
52) Ashby DR, Gale DP, Busbridge M, et al：Erythropoietin administration in humans causes a marked and prolonged reduction in circulating hepcidin. Haematologica 2009；95：505-508
53) Salama MF, Bayele HK, Srai SS：Tumour necrosis factor alpha downregulates human hemojuvelin expression via a novel response element within its promoter. J Biomed Sci 2012；19：83
54) Sonnweber T, Nachbaur D, Schroll A, et al：Hypoxia induced downregulation of hepcidin is mediated by platelet derived growth factor BB. Gut 2014；63：1951-1959
55) Tomosugi N, Kawabata H, Wakatabe R, et al：Detection of serum hepcidin in renal failure and inflammation by using ProteinChip System. Blood 2006；108：1381-1387
56) Kuragano T, Shimonaka Y, Kida A, et al：Determinants of hepcidin in patients on maintenance hemodialysis：role of inflammation. Am J Nephrol 2010；31：534-540
57) Ganz T, Olbina G, Girelli D, et al：Immunoassay for human serum hepcidin. Blood 2008；112：4292-4297
58) Kroot JJ, Hendriks JC, Laarakkers CM, et al：(Pre-)analytical imprecision, between-subject variability, and daily variations in serum and urine hepcidin：implications for clinical studies. Anal Biochem 2009；389：124-129
59) Huang ML, Austin CJ, Sari MA, et al：Hepcidin bound to α2-macroglobulin reduces ferroportin-1 expression and enhances its activity at reducing serum iron levels. J Biol Chem 2013；288：25450-25465
60) Peslova G, Petrak J, Kuzelova K, et al：Hepcidin, the hormone of iron metabolism, is bound specifically to α-2-macroglobulin in blood. Blood 2009；113：6225-6236
61) 日本透析医学会：2015年版 日本透析医学会 慢性腎臓病患者における腎性貧血治療のガイドライン．透析会誌 2016；49：89-158

生体での鉄動態・バランス

III 生体での鉄動態・バランス

Point

① 鉄の喪失は主として出血による。閉経前の女性では月経が，血液透析患者では透析手技に伴う血液喪失が主因となるほか，消化管出血に注意が必要である。
② ヘプシジンが消化管での鉄吸収を調節しており，血清フェリチン値とヘプシジンの強い相関関係から，消化管での鉄吸収率はフェリチン値と逆相関する。
③ ヘム鉄の吸収は非ヘム鉄に比して5〜10倍効率が良い。
④ 経口的にも，鉄を過量に投与すると鉄過剰になる危険性がある。
⑤ 古くなった赤血球からの「鉄の再利用の系」もヘプシジンに依存する。

　鉄の最大の存在部位は赤血球内のヘモグロビンであるため，最大の消費部位は骨髄である。鉄は消化管（主に十二指腸）から吸収されるが，健常成人では吸収量は約1〜2 mg/dayとされている（図1）。また，体内から喪失する量もほぼ同量である。消化管から供給される鉄量だけでは，造血に必要な鉄量約20〜25 mgに比して著明に少ないため，古くなって網内系に取り込まれた赤血球由来の「鉄の再利用の系」が重要である。

1 鉄の喪失

　鉄の体外への喪失に関しては，生体には消化管粘膜上皮細胞や皮膚の脱落などによるわずかな鉄喪失以外に鉄を生理的に排出する機構が存在せず，半閉鎖的な回路を構築しているため，一旦生体内に取り込まれた鉄が排泄されることはほとんどない。鉄の最も多い喪失原因は，月経に伴う出血や消化管出血である。女性では月経により定期的に鉄を体外に排泄するが，男性は鉄を体外へ積極的に排泄する機構が存在しておらず，閉経年齢までは男女間で貯蔵鉄の量に明確な差が存在する[1]。

　日本人女性の月経血による鉄喪失については，厚生労働省のホームページ（http://www.mhlw.go.jp/shingi/2009/05/dl/s0529-4ah.pdf）の記述を参考に，18歳以上では37.0 mL/回，10〜17歳では31.1 mL/回と推定し，ヘモグロビン濃度として13.5

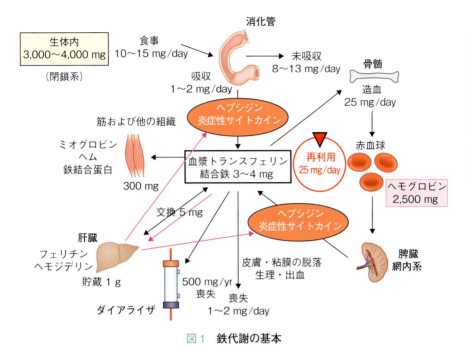

図1　鉄代謝の基本

赤線は，血漿鉄による肝でのヘプシジン分泌の刺激とその作用。

g/dL，ヘモグロビン中の鉄濃度として 3.39 mg/g Hb を採用して計算すると，月経血による鉄喪失量は1回当たり 14.2～16.9 mg となる。月経周期として全年齢層に 31 日を適用すると，通常の月経による鉄喪失に対して補充すべき鉄の量は，年間において 170～200 mg であると計算されている[2]。

また，稀ではあるが，発作性夜間血色素尿症などでは血管内溶血から血色素尿で鉄が失われて鉄欠乏が生じることがある。

血液透析患者では，頻回の採血，透析毎のダイアライザや回路内での残血により一定量の鉄の喪失がある。詳細に関しては後述する（p.70 MEMO 参照）。

2　消化管での鉄の吸収

食事中に含まれる鉄は，大きく「非ヘム鉄（無機鉄）」と「ヘム鉄（有機鉄）」に分けられる。食事中の非ヘム鉄は主に Fe^{3+} として存在し，胃酸によって可溶化され，

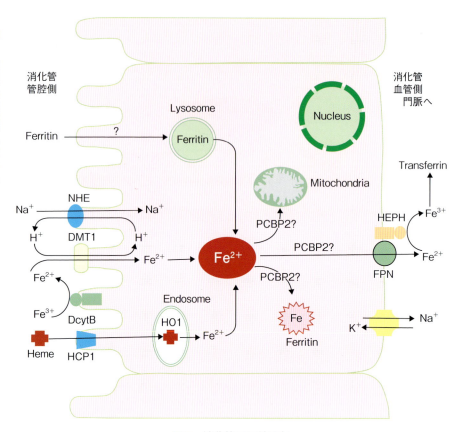

図2 消化管での鉄吸収

NHE：Na-H 変換輸送体, PCBP2：ポリC結合蛋白質, HO1：ヘムオキシゲナーゼ1, DMT1：二価金属輸送体, FPN：フェロポーチン, DcytB：十二指腸シトクロムB, HEPH：ヘファスチン

十二指腸上皮細胞の表面に存在する duodenal cytochrome B (DcytB) によって Fe^{2+} に還元され，二価金属輸送体（DMT1）を介して腸上皮細胞内に取り込まれる。肉などに含まれるヘム鉄は，ヘムキャリアー蛋白（heme carrier protein：HCP1）などを介してエンドサイトーシスで細胞内に取り込まれるとされているが，詳細は不明である。腸上皮細胞内に取り込まれた鉄は，血管側に存在するフェロポーチン（FPN）により門脈側へ輸送され，hephaestin（HEPH）により再び三価鉄に酸化され，血清中のトランスフェリン（Tf）と結合して門脈を通って肝臓へ運ばれ，肝臓に貯蔵さ

れるかそのまま全身へ運ばれる（図2）。

　消化管での鉄吸収は，主に十二指腸から空腸で行われており，最も大きな吸収部位である。消化管での無機鉄（Fe^{3+} 三価鉄）の吸収は，主としてヘプシジンにより調節されている。一般に，消化管での鉄吸収量は 1～2 mg/day とされているが，鉄欠乏時にはヘプシジンの低下を介して鉄吸収は飛躍的に亢進する。一方，鉄過剰状態ではヘプシジンが高くなることにより鉄吸収は抑制されるが，完全には消失しない。

　ヘプシジンと消化管での鉄吸収との関係は，鉄貯蔵量の指標である血清フェリチンまたはヘプシジンとラジオアイソトープでラベルした鉄剤の吸収率の関係から証明されている[3]。特に 1970～80 年代にかけて，ラジオアイソトープでラベルしたヘム鉄・非ヘム鉄を用いた研究が精力的に行われてきた。多くはヘプシジンが発見される以前の研究であり，血清フェリチン値とヘプシジンに強い相関があることから類推することになる（図3a）。Log 変換した値でこれらの関係を検討すると，強い負の相関関係が認められている（図3b・4）。また，ヘム鉄の吸収率は非ヘム鉄に比して 5～10 倍高く，ヘプシジンによる吸収抑制が軽微であることが考えられる（図4）。

　さらに，消化管へ大量の鉄が負荷された場合，早期には「粘膜遮断（mucosal block）」が急激な鉄の吸収を抑制していると考えられていた。1940 年代にラジオアイソトープでラベルされた鉄剤を経口投与した研究では，1 回に大量の鉄剤が投与された場合，鉄の吸収が抑制されることが示されたことから，粘膜遮断（mucosal block）と呼ばれていた。この現象は消化管細胞による鉄吸収調節と考えられ，粘膜上皮内のフェリチン（H-ferritin）が飽和量に達すると，それ以上の鉄の吸収が抑制される機構とされている[8]。さらに，iron regulatory protein（IRP）発現を調節したマウスの検討から，IRP 活性が HIF2α を介して DMT1 や DcytB を調節するメカニズムも考えられている[8,9]。ただし，この抑制機構は短時間（動物実験で 18～20 時間）で消失することも報告されている[10]。

　また，ヘプシジンが働くと粘膜側から腸上皮細胞内に取り込まれた鉄が門脈側へ輸送されず，さらに消化管細胞の寿命が 3～4 日と短いことにより，鉄を保持したまま脱落し便中へ排泄されてしまうと考えられている[11]。ただし，ヘプシジンの働きにより大きく輸送量は低下するが，完全にはゼロにならず，わずかながらも吸収が持続すると考えられる。さらに動物実験などでは，消化管の他の部位（胃，大腸など）にも非効率であっても鉄を吸収する機構があることが判明している（図5）。大量の鉄投与により十二指腸などで吸収されないため，摂取した大半の鉄が大腸に到達し，

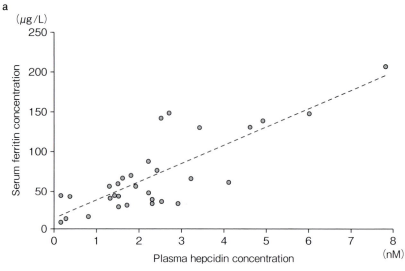

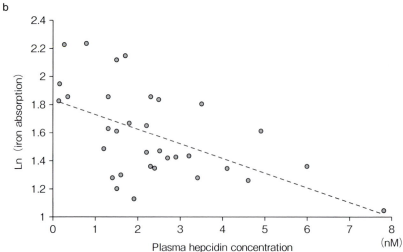

図3 健常者（15名）・ヘモクロマトーシス患者（18名）における血漿ヘプシジン濃度とa：血清フェリチン値およびb：鉄吸収率（自然対数に変換）の関係

（Roe MA, et al：Plasma hepcidin concentrations significantly predict interindividual variation in iron absorption in healthy men. Am J Clin Nutr 2009；89：1088-1091 [3] より引用）

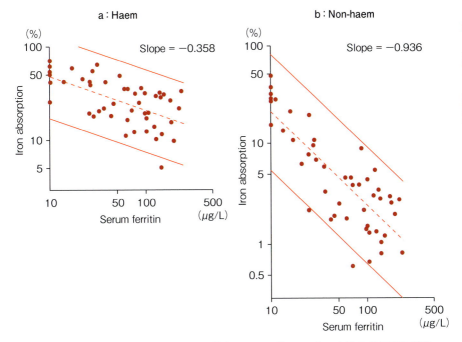

図4 健常者における血清フェリチン値とa:ヘム鉄, b:非ヘム鉄の吸収率の関係
消化管からのヘム鉄および非ヘム鉄の吸収は, 体内鉄貯蔵量（フェリチン）により抑制される。ヘム鉄は吸収率が高いだけでなく, 抑制がかかりにくいことが分かる。

〔Lynch SR, et al：Food iron absorption in idiopathic hemochromatosis. Blood 1989；74：2187-2193 [4)]より引用〕

この部位でも少しずつ吸収され体内に蓄積していくことになる[12)]。

3 鉄の再利用の系 ―網内系での赤血球由来鉄の再利用：トランスフェリンによるピストン輸送

骨髄での造血においては, 赤芽球でのヘモグロビン合成のため1日当たり約20～25 mgの鉄が必要とされる。先述のように, 消化管からの供給は約1～2 mg/dayと少ないため, 古い赤血球を貪食した網内系マクロファージからの鉄の再利用が必要となる。一般に, 赤血球は約120日で寿命を迎え, 老廃赤血球として網内系（脾臓などのマクロファージ）に貪食されてリソソーム内で分解された後, ヘモグロビン

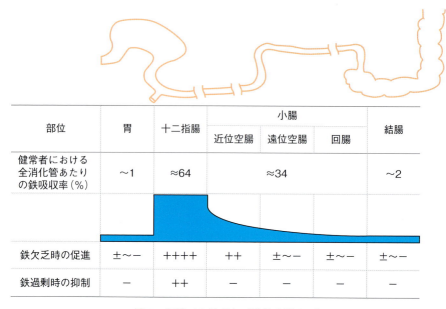

図5 腸管での鉄吸収（動物実験より）

(Nakanishi T, et al：Novel iron-containing phosphate binders and anemia treatment in CKD：oral iron intake revisited. Nephrol Dial Transplant 2016；31：1588-1594 [12]より引用，一部改変)

由来のヘムからヘムオキシゲナーゼ（heme oxygenase 1：HO1）により鉄は取り出され，フェロポーチン（FPN）によって細胞外へ運び出されて血漿中のトランスフェリンと結合し，再利用される．通常，全身の血管内でトランスフェリンと結合している鉄はすべてでも3〜4mgであり，1日に造血に利用される量と比べても少ないため，トランスフェリン結合鉄は10回以上入れ替わり骨髄へ輸送されることになる[17,18]．

　実際に再利用がどのような効率で行われているのかを解析するために，ラジオアイソトープでラベルした赤血球ヘモグロビン由来の鉄の，血漿トランスフェリンへの受け渡しを観察した研究がある．まず，赤血球のドナーとなる健常者にラジオアイソトープでラベルした鉄を注射し，ヘモグロビンをラベルする過程を行う．その後，同健常者より赤血球を採取し熱処理をして網内系に取り込まれやすくし，再度被験者に輸血し，鉄を取り込ませた血球から出てきた血漿中の鉄の動態を検討して

いる[19]。概ね1〜2時間の短時間内に血漿中のトランスフェリンへ放出されており，血清フェリチン値と血漿トランスフェリンへの鉄の受け渡しの率とは強い負の相関関係が認められる[20]。この研究はヘプシジンが発見される以前の研究であるが，ヘプシジンとフェリチンに相関があることを考えると，ヘプシジンが高い場合には網内系からの鉄の汲出し，すなわち「鉄の再利用の系」も低下していることが理解できる。

> **MEMO**
>
> ### ★ 透析患者では経口での鉄吸収が障害されている？
>
> 「CKD患者，特に透析患者において鉄の消化管からの吸収は低下しているので，経静脈的な鉄投与が必要である」と，多くの報告でまことしやかに記載されてきた。しかし，実際の計測ではそのような事実はない。
> 　血液透析患者においても1970年代にラジオアイソトープを用いて消化管での鉄剤の吸収率が検討されており，血清フェリチン値が高いほど鉄吸収率が低下し，そして健常者の報告と比較しても鉄吸収率にほとんど差を認めない。透析液の清浄化や回路・透析器の生体適合性など，現在とは比較できないくらい悪条件の時期にもかかわらず差がないことは興味深い[13]（図6）。このことからも，血液透析患者でも鉄吸収に影響する因子はヘプシジン，すなわち血清フェリチン値（鉄貯蔵量）に依存することが考えられる。過去の経口投与での鉄吸収の問題を指摘する研究を調べてみると，ベースラインの血清フェリチン値がすでに高いことが認められる。実際，血清フェリチン値が高い患者において，経静脈的投与によるヘモグロビン上昇作用に優越性が認められている[14]。このように，透析患者において鉄の吸収が低下していると報告されてきたのは，1990年以降透析患者への鉄剤投与が盛んになり，鉄貯蔵量・血清フェリチン値が高いことに伴うヘプシジン高値が原因と考えられる[15,16]。

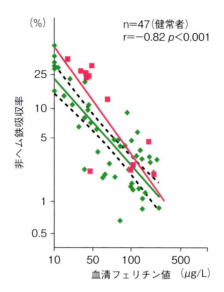

図6 貯蔵鉄（血清フェリチン値）と鉄の吸収（消化管）の関係

Nonheme iron absorption（緑）＝健常者における既知のラジオラベルした非ヘム鉄の消化管での吸収率。貯蔵鉄が多いと消化管での非ヘム鉄の吸収が低下する。ヘプシジンが発見される前の研究である（Lynch SR：Blood 1989）。

透析患者のデータ（赤）を重ね合わせた（Eschbach JW, et al：Ann Intern Med 1977）。

水処理などが不十分であるため炎症が強いと考えられる時期でも、透析患者と健常者の鉄吸収には変わりがない。

文 献

1) Zacharski LR, Ornstein DL, Woloshin S, et al：Association of age, sex, and race with body iron stores in adults：analysis of NHANES III data. Am Heart J 2000；140：98-104
2) 厚生労働省健康局総務課：6. 2. 1. 鉄（Fe）．「日本人の食事摂取基準」（2010年版），2010：218-226
3) Roe MA, Collings R, Dainty JR, et al：Plasma hepcidin concentrations significantly predict interindividual variation in iron absorption in healthy men. Am J Clin Nutr 2009；89：1088-1091
4) Lynch SR, Skikne BS, Cook JD：Food iron absorption in idiopathic hemochromatosis. Blood 1989；74：2187-2193

5) Cook JD, Lipschitz DA, Miles LE, et al：Serum ferritin as a measure of iron stores in normal subjects. Am J Clin Nutr 1974；27：681-687
6) Zimmermann MB, Troesch B, Biebinger R, et al：Plasma hepcidin is a modest predictor of dietary iron bioavailability in humans, whereas oral iron loading, measured by stable-isotope appearance curves, increases plasma hepcidin. Am J Clin Nutr 2009；90：1280-1287
7) Hwang SI, Lee YY, Park JO, et al：Effects of a single dose of oral iron on hepcidin concentrations in human urine and serum analyzed by a robust LC-MS/MS method. Clin Chim Acta 2011；412：2241-2247
8) Vanoaica L, Darshan D, Richman L, et al：Intestinal ferritin H is required for an accurate control of iron absorption. Cell Metab 2010；12：273-282
9) Galy B, Ferring-Appel D, Becker C, et al：Iron regulatory proteins control a mucosal block to intestinal iron absorption. Cell Rep 2013；3：844-857
10) Stewart WB, Yuile CL, Claiborne HA, et al：Radioiron absorption in anemic dogs；fluctuations in the mucosal block and evidence for a gradient of absorption in the gastrointestinal tract. J Exp Med 1950；92：375-382
11) Andrews NC：Disorders of iron metabolism. N Engl J Med 1999；341：1986-1995
12) Nakanishi T, Hasuike Y, Nanami M, et al：Novel iron-containing phosphate binders and anemia treatment in CKD：oral iron intake revisited. Nephrol Dial Transplant 2016；31：1588-1594
13) Eschbach JW, Cook JD, Scribner BH, et al：Iron balance in hemodialysis patients. Ann Intern Med 1977；87：710-713
14) Shepshelovich D, Rozen-Zvi B, Avni T, et al：Intravenous versus oral iron supplementation for the treatment of anemia in CKD：an updated systematic review and meta-analysis. Am J Kidney Dis 2016；68：677-690
15) Goch J, Birgegård G, Danielson BG, et al：Iron absorption in patients with chronic uremia on maintenance hemodialysis and in healthy volunteers measured with a simple oral iron load test. Nephron 1996；73：403-406
16) Tovbin D, Schnaider A, Vorobiov M, et al：Minor impairment of oral iron absorption in non-diabetic new dialysis patients. J Nephrol 2005；18：174-180
17) Hentze MW, Muckenthaler MU, Galy B, et al：Two to tango：regulation of Mammalian iron metabolism. Cell 2010；142：24-38
18) Elsayed ME, Sharif MU, Stack AG：Transferrin saturation：a body iron biomarker. Adv Clin Chem 2016；75：71-97
19) Fillet G, Beguin Y, Baldelli L：Model of reticuloendothelial iron metabolism in humans：abnormal behavior in idiopathic hemochromatosis and in inflammation. Blood 1989；74：844-851
20) Nakanishi T, Kuragano T, Kaibe S, et al：Should we reconsider iron administration based on prevailing ferritin and hepcidin concentrations? Clin Exp Nephrol 2012；16：819-826

造血における赤芽球での鉄代謝

IV 造血における赤芽球での鉄代謝

Point

① 赤血球造血への鉄供給は主として「鉄の再利用の系」に依存し，加えて消化管からの鉄吸収および肝臓に由来する貯蔵鉄からも供給される。
② 赤芽球細胞への鉄供給は，主として血漿トランスフェリン結合鉄に依存するが，骨髄のマクロファージとの関係も重要である。
③ 血管内にある血漿中トランスフェリンに結合する鉄は1日に10回程度入れ替わっている。
④ 鉄は赤芽球細胞の分化促進作用を有するが，過剰では造血を抑制する可能性がある。

　全身に酸素を運搬する赤血球内の蛋白質の90％がヘモグロビンである。ヘモグロビンは，2種のポリペプチド（成人ヘモグロビンではαグロビンとβグロビン）が2本ずつ計4本より構成される四量体構造の複合蛋白であり，各々のポリペプチドにはヘムを1分子ずつ含有している。さらに，ヘムは鉄を含有して酸素の輸送・全身への受け渡しに関与するという重要な役割を果たしている[1,2]。

　全身に存在する鉄の約60％が赤血球内のヘモグロビンに存在し，1日に2,000～2,500億個の赤血球が新たに産生されるため20～25 mgの鉄が消費されており，鉄代謝において量的に最も大きな影響を与えることになる。造血障害では鉄が利用されず赤血球以外の部位で過剰になる一方，造血亢進では赤血球以外に存在する鉄が不足することにより鉄の分布が大きく変化する[3,4]。

　赤血球の産生に鉄が必要であることから，エリスロポエチンによる造血刺激が鉄の需要を高め鉄が利用されると考えられてきた。しかし，最近は動物実験ではあるが，逆に鉄代謝自体やヘプシジンが造血を調節するメカニズムの存在も明らかになりつつある。

1 赤血球の産生部位

　赤血球に存在するヘモグロビンは酸素を効率的に全身の細胞へ供給しているが，

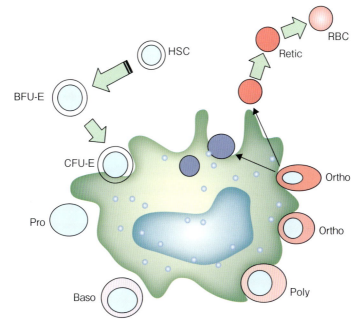

図1 赤血球細胞の成熟過程：骨髄マクロファージの周囲で成熟する

骨髄のマクロファージを中心とした erythroblastic island（赤芽球島）の周囲で赤血球への分化・増殖（late differentiation）が進む。この間，細胞分裂により 16 ～ 32 倍まで増加する。

HSC：hemopoietic stem cell, RBC：mature red blood cell, BFU-E：burst forming unit-erythroid, CFU-E：colony forming unit-erythroid, Pro：proerythroblast, Baso：basophilic erythroblast, Poly：polychromatic erythroblast, Ortho：orthochromatic erythroblast, Retic：reticulocyte

　赤血球の産生は主に，腎臓の尿細管間質細胞が低酸素状態を感知して増加させるエリスロポエチンにより調節されている[2,5,6]。腎機能低下状態になると，エリスロポエチンの不足により腎性貧血に陥る。エリスロポエチンの主な働きは，骨髄での赤芽球分化過程において後期赤芽球先駆細胞がアポトーシスを繰り返している状態を抑制して，赤芽球系の分化増殖を促進させることである。

　骨髄内には，赤血球系を含む大部分の血液細胞を一生にわたって産生し続けるごく少数の造血幹細胞が存在し，特殊な微小環境（ニッチ）によって維持されている[7]。骨髄像では，赤芽球の異なるステージの成熟過程において，中心にある一つのマクロファージを赤芽球が囲んでいる像をみることができる（図1）。すなわち，赤芽球は

骨髄マクロファージ（central nursing macrophage）の周囲を囲んで erythroblastic islands（赤芽球島）を形成しており，中心にあるマクロファージは赤芽球の分化・増殖において重要な役割を担っている．例えば，動物実験において骨髄マクロファージを欠落させると，瀉血後の貧血の回復やエリスロポエチン（EPO）投与後の赤血球造血の障害を認め，たとえ十分量の鉄の供給があっても回復しない．そのため，骨髄マクロファージと赤芽球の直接的な相互作用，すなわち直接的な鉄供給などにより造血を支えていると考えられている[8〜10]．

2 造血に必要な鉄はどのように供給されるか？

血清鉄（トランスフェリン結合鉄）は骨髄での造血のため持続的に利用されており，供給がなければ血清鉄は枯渇して，TSAT は持続的に低下する．そのため，古い赤血球を貪食した網内系マクロファージ，経口摂取された鉄を吸収した腸管上皮細胞，そして鉄を貯蔵した肝細胞から，血液中へ持続的に補充されていく．この補充が適切に行われ血清鉄・TSAT がある一定以上維持されることにより，骨髄での造血に供されることになる．血液中のトランスフェリンへの鉄の受け渡しを調節するのが，ヘプシジン-フェロポーチンの系である．

血清ヘプシジン値はフェリチン値と強い相関があること，消化管での鉄の吸収および網内系からの再利用は血清フェリチン値と相関があることから，筆者らはこれらの関係を以前の報告から数式化し，さらに①食事中の鉄は 10 mg である，②血清フェリチン値が 100 ng/mL の場合の鉄吸収率は 10％である，③網内系の鉄再利用の最大は 20 mg であると仮定して，血清フェリチン値およびヘプシジン値と造血に利用できる鉄の供給量の関係を図示した（図2）[11,12,14]．血清フェリチンが 100 ng/mL の場合，血漿中に流入する鉄は 1 日 22 mg であるのに対して，血清フェリチンが 500 ng/mL を超えている場合には，13 mg 程度に低下することがわかる[13]．

ただし，肝臓からの供給もヘプシジンで調節されているが，貯蔵鉄が過剰に存在する場合はヘプシジン高値であっても少なからず供給される可能性があり，供給量の計算に追加する必要がある（図3）．

3 赤芽球細胞における鉄取込み蛋白トランスフェリン受容体と鉄汲出し蛋白フェロポーチン（V章図4参照）

赤芽球におけるトランスフェリン受容体（TfR1）による鉄の取込み，および汲出しの機構の調節は，一般の細胞とは異なることが知られている．赤芽球以外の細胞で

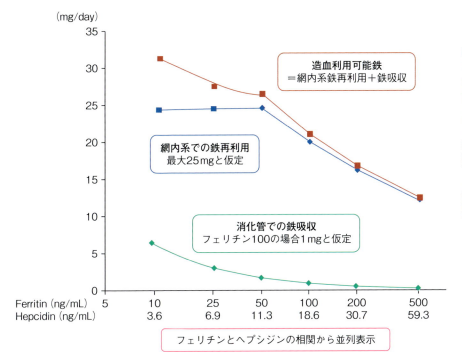

図2 フェリチン・ヘプシジンから推測される造血利用可能鉄

造血利用可能鉄は,フェリチン500の場合13 mg/day,フェリチン100の場合22 mg/dayである。造血に必要な鉄が22 mg/dayと仮定すると,フェリチン500の場合は不足する。

(Nakanishi T, et al：Should we reconsider iron administration based on prevailing ferritin and hepcidin concentrations? Clin Exp Nephrol 2012；16：819-826 [13]より引用)

は,細胞内の鉄の量の増加に応じてIRP-IREシステムにより細胞内鉄が過剰にならないよう,鉄の取込み蛋白であるTfRは減少し,一方,汲出しのフェロポーチンは増加する。一方,赤芽球系細胞では表面にTfR1が数多く発現しており,旺盛な鉄需要に応じて,細胞内の鉄濃度によってもTfR1発現は抑制されず,トランスフェリンと結合した鉄の取込みの亢進が持続する。

また,赤芽球島の中心に位置するcentral nursing macrophageは,赤芽球細胞に対して鉄の供給を行っている可能性が以前から指摘されている(図1)。赤芽球での

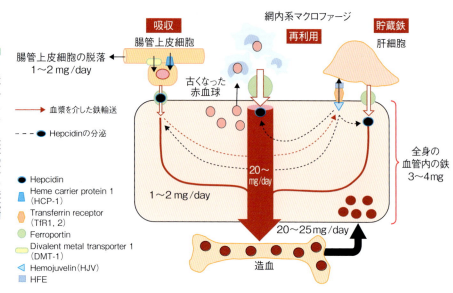

図3　血清鉄・TSATを決定する因子

古くなった赤血球を貪食した網内系マクロファージからの鉄の供給が最も大きい。いずれの供給も肝由来のペプシジンにより抑制される。

　ヘム産生に必要なすべての鉄供給を担う能力をもつわけではないが，赤芽球とマクロファージの間の直接的な鉄供給や造血調節を行っていると考えられる。

　赤芽球系細胞においても，鉄汲出し蛋白であるフェロポーチン（FPN）の存在が知られているが，その役割は必ずしも明らかではない[15]。赤芽球および十二指腸では2種類のFPNの存在が知られている。FPN1AはIREを有することにより，鉄濃度をIRPが感知して，鉄が細胞内で過剰になれば発現が増加する[16,17]。もう一つのFPNのtranscript転写物（FPN1B mRNA）は，IREを有さず細胞内の鉄濃度と無関係に発現する。FPN1B mRNAは，十二指腸と赤芽球に存在すると報告されている[18]。いずれのFPNもヘプシジンの標的となり，ヘプシジン存在下では分解が促進される。

　分化進行中の初期の赤芽球にはFPN1Bの転写物（IREを有さないmRNA）が多く発現し，細胞内鉄濃度の調節を受けずにFPN蛋白が発現しているのに対し，赤芽球の分化段階では，FPN1Aの転写物（IREを有するmRNA）が主として発現する

ように変化することが観察されている。FPN1Bでは細胞内の鉄の量が少なくてもFPN蛋白が産生されることになり、TfRによる旺盛な鉄取り込みを考慮すると、鉄欠乏時にはヘプシジンの低下を介して鉄を汲み出すことにより、赤血球産生での鉄の消費を減少させることになる。

4　ヘムとグロビンの産生メカニズム

　赤芽球細胞におけるヘム合成は、ミトコンドリア→細胞質→ミトコンドリアの順に行われる（図4）。最初はミトコンドリア内にて、赤血球型5-アミノレブリン酸合成酵素（eALAS）によりグリシンとサクシニルCoAが重合し、アミノレブリン酸（ALA）を合成する[20]。アミノレブリン酸は細胞質へと移行し、細胞質にてコプロポルフィリノーゲンⅢの合成までの4段階の過程が進行する。コプロポルフィリノーゲンⅢは細胞質から再びミトコンドリア内に取り込まれ、最終的に産生されたプロ

> **MEMO**
>
> #### ★ MCVは鉄欠乏の診断に有用？
>
> 　鉄欠乏を判断する場合に平均赤血球容積（mean corpuscular volume：MCV）を用いることがあるが、血清鉄が低下していてもMCVは低下しない場合がある。その原因は、ヘプシジンによる赤芽球細胞に存在するフェロポーチンの発現調節が関係していると推測されている。赤芽球細胞ではトランスフェリン受容体が大量に発現し鉄を取り込んでいるが、鉄を汲み出すフェロポーチンも分化の初期には細胞内鉄濃度に関係なく発現している。これは、鉄欠乏時にヘプシジンが低下しフェロポーチンを増加させ赤血球系への鉄の独占を防ぐメカニズムではないかと考えられている[15, 18, 19]。このように、ヘプシジンは成熟赤血球において赤血球サイズ（MCV）やヘモグロビン含量（MCH）に影響する[15, 19]。
>
> 　一方、慢性疾患に伴う貧血（anemia of chronic disease）では血清鉄の低下があってもヘプシジンが高く、細胞表面のフェロポーチンが消失して赤芽球細胞内に鉄が保持されることによりMCVが正常またはむしろ高値となるのではないかと考えられる。
>
> 　実際、最近の報告では、CKD stage 3〜5の患者の予後において、MCV高値が全死亡、心血管死、感染症死の独立した危険因子であることが報告されており、ヘプシジンとMCVの関係からも興味深い（Hsieh YP, et al：Mean corpuscular volume and mortality in patients with CKD. Clin J Am Soc Nephrol 2017；12：237-244）。

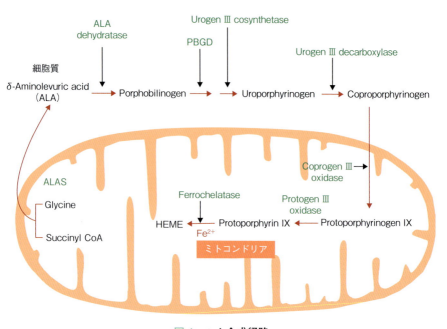

図4 ヘム合成経路
ALAS：アミノレブリン酸合成酵素，PBGD：ポルフォビリノーゲンデアミナーゼ

トポルフィリンIX（PP IX）に対してフェロキラターゼ（鉄付加酵素）により鉄が挿入され，ヘムが産生される。フェロキラターゼの発現も鉄濃度に依存することが報告されている[21]。合成されたヘムは，細胞質へと送り出されグロビンと重合し，ヘモグロビンとなる。このように，鉄により調節される過程はミトコンドリアの中で行われていることになる。

赤芽球細胞において，ヘムまたはグロビンの単独での過剰は細胞障害に陥るため，細胞内のグロビン蛋白の合成量はヘムの量に応じて調節されている。細胞内でのヘムの濃度はヘムセンサー蛋白によって厳密に制御されており，ヘム合成が阻害される場合などヘム濃度が減少すると，ヘムセンサー蛋白がヘム濃度の減少を感知して，ヘム：グロビン蛋白を1：1に保つためヘムにより調節される翻訳開始因子（eIF2α）をリン酸化させることで，グロビン蛋白の合成を抑制する[22]。

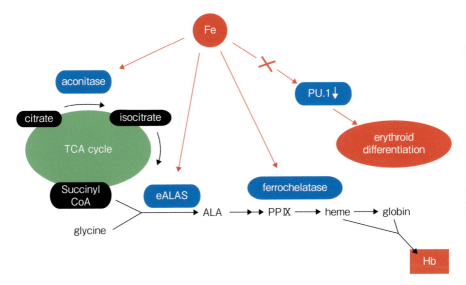

図5 鉄が関わる造血過程
PU.1；幹細胞から顆粒球，単球，Bリンパ球などへの分化促進因子。

5 鉄による造血の促進

　赤芽球細胞におけるヘモグロビンの合成は，トランスフェリン結合鉄の濃度に敏感に影響される。ヘムの産生に鉄が必須であることから，鉄がヘム産生の材料として造血を調節すると考えられるが，赤芽球系の分化促進にも関わっていることが明らかになってきている。

　鉄が造血に関係するメカニズム（図5）として，一つはアコニターゼ活性と関連することが挙げられる[9,23,24]。アコニターゼは，TCAサイクルの中でクエン酸のイソクエン酸への異性化を触媒する酵素であり，その下流では，ヘム合成の初期過程で重要なサクシニルCoAの産生につながる。鉄欠乏状態では，アコニターゼの鉄硫黄クラスタ構造から鉄が失われることにより本来の酵素活性を失い，IRP（iron regulatory protein）としての機能を有することになる。アコニターゼ活性は，単にTCAサイクルを活性化させるだけではなく，幹細胞からのマクロファージ・単球系への分化を促進する転写因子PU.1発現を抑制するため，赤芽球系先駆細胞の初期の造血過程

で重要である．鉄欠乏や炎症刺激による貧血の場合，アコニターゼの産生物であるイソクエン酸の投与により造血能を回復させる作用があることが報告されている[24]．さらに，赤血球型5-アミノレブリン酸合成酵素はIRP-IREシステムによる調節を受けており，鉄が十分あることによって活性化することも重要である．この酵素は，ミトコンドリア内でグリシンとサクシニルCoAから5-アミノレブリン酸を産生し，ヘム合成の開始を担っている．最後に，鉄付加酵素フェロキラターゼの活性を介したヘムの前段階のプロトポルフィリンIX内へ鉄が配位することにより，ヘム合成が完了する．ヘムの合成はグロビン蛋白産生のスイッチを入れ，ヘモグロビン合成が高まっていく．フェロキラターゼ活性自体も鉄により制御されている，と報告されている[25]．

6 鉄代謝障害と造血障害の関係

動物実験ではあるが，鉄過剰が様々なメカニズムでむしろ造血を抑制することが報告されている．少なくとも二つのメカニズムが考えられており，①マウスに鉄剤を投与することにより腎臓でのエリスロポエチン産生が低下すること[26]，②鉄過剰状態では骨髄間質の接着因子の発現低下などを介して造血が障害されること[27]，が報告されている．また，鉄代謝調節因子であるヘプシジンの発現を抑制したノックアウトマウスでは，腎不全に至っても貧血になることが軽減された，ということも報告されている[28]．臨床のケースでも，骨髄線維症による輸血依存を伴う高度の貧血のため鉄過剰状態に陥っている患者においては，鉄キレート薬エクジェイドの使用により貧血が改善することも報告されている[29]．

いずれもまだ臨床での明らかな証明は得られていないが，鉄の適切な投与や貯蔵量が重要であると考えられ，今後の基礎的・臨床的研究が重要となってくる．

文献

1) Tsiftsoglou AS, Vizirianakis IS, Strouboulis J : Erythropoiesis : model systems, molecular regulators, and developmental programs. IUBMB Life 2009 ; 61 : 800-830
2) Jelkmann W : Physiology and pharmacology of erythropoietin. Transfus Med Hemother 2013 ; 40 : 302-309
3) Hentze MW, Muckenthaler MU, Galy B, et al : Two to tango : regulation of Mammalian iron metabolism. Cell 2010 ; 142 : 24-38
4) Elsayed ME, Sharif MU, Stack AG : Transferrin saturation : a body iron biomarker. Adv Clin Chem 2016 ; 75 : 71-97

5) Jelkmann W : Erythropoietin : back to basics. Blood 2010 ; 115 : 4151-4152
6) Jelkmann W : Erythropoietin. Front Horm Res 2016 ; 47 : 115-127
7) Ramos P, Casu C, Gardenghi S, et al : Macrophages support pathological erythropoiesis in polycythemia vera and β-thalassemia. Nat Med 2013 ; 19 : 437-445
8) Casu C, Rivella S : Iron age : novel targets for iron overload. Hematology Am Soc Hematol Educ Program 2014 ; 2014 : 216-221
9) Gomes AC, Gomes MS : Hematopoietic niches, erythropoiesis and anemia of chronic infection. Exp Hematol 2016 ; 44 : 85-91
10) Li L, Fang CJ, Ryan JC, et al : Binding and uptake of H-ferritin are mediated by human transferrin receptor-1. Proc Natl Acad Sci U S A 2010 ; 107 : 3505-3510
11) Lynch SR, Skikne BS, Cook JD : Food iron absorption in idiopathic hemochromatosis. Blood 1989 ; 74 : 2187-2193
12) Fillet G, Beguin Y, Baldelli L : Model of reticuloendothelial iron metabolism in humans : abnormal behavior in idiopathic hemochromatosis and in inflammation. Blood 1989 ; 74 : 844-851
13) Nakanishi T, Kuragano T, Kaibe S, et al : Should we reconsider iron administration based on prevailing ferritin and hepcidin concentrations? Clin Exp Nephrol 2012 ; 16 : 819-826
14) Kuragano T, Shimonaka Y, Kida A, et al : Determinants of hepcidin in patients on maintenance hemodialysis : role of inflammation. Am J Nephrol 2010 ; 31 : 534-540
15) Camaschella C, Pagani A : Iron and erythropoiesis : a dual relationship. Int J Hematol 2011 ; 93 : 21-26
16) Zhang DL, Senecal T, Ghosh MC, et al : Hepcidin regulates ferroportin expression and intracellular iron homeostasis of erythroblasts. Blood 2011 ; 118 : 2868-2877
17) Weiss G, Goodnough LT : Anemia of chronic disease. N Engl J Med 2005 ; 352 : 1011-1023
18) Zhang DL, Hughes RM, Ollivierre-Wilson H, et al : A ferroportin transcript that lacks an iron-responsive element enables duodenal and erythroid precursor cells to evade translational repression. Cell Metab 2009 ; 9 : 461-473
19) Keel SB, Abkowitz JL : The microcytic red cell and the anemia of inflammation. N Engl J Med 2009 ; 361 : 1904-1906
20) Ajioka RS, Phillips JD, Kushner JP : Biosynthesis of heme in mammals. Biochim Biophys Acta 2006 ; 1763 : 723-736
21) Taketani S, Adachi Y, Nakahashi Y : Regulation of the expression of human ferrochelatase by intracellular iron levels. Eur J Biochem 2000 ; 267 : 4685-4692
22) Chen JJ : Regulation of protein synthesis by the heme-regulated eIF2alpha kinase : relevance to anemias. Blood 2007 ; 109 : 2693-2699
23) Bullock GC, Delehanty LL, Talbot AL, et al : Iron control of erythroid development by a novel aconitase-associated regulatory pathway. Blood 2010 ; 116 : 97-108

24) Richardson CL, Delehanty LL, Bullock GC, et al : Isocitrate ameliorates anemia by suppressing the erythroid iron restriction response. J Clin Invest 2013 ; 123 : 3614-3623
25) Lane DJ, Merlot AM, Huang ML, et al : Cellular iron uptake, trafficking and metabolism : key molecules and mechanisms and their roles in disease. Biochim Biophys Acta 2015 ; 1853 : 1130-1144
26) Oshima K, Ikeda Y, Horinouchi Y, et al : Iron suppresses erythropoietin expression via oxidative stress-dependent hypoxia-inducible factor-2 alpha inactivation. Lab Invest 2017 ; 97 : 555-566
27) Okabe H, Suzuki T, Uehara E, et al : The bone marrow haematopoietic microenvironment is impaired in iron-overloaded mice. Eur J Haematol 2014 ; 93 : 118-128
28) Akchurin O, Sureshbabu A, Doty SB, et al : Lack of hepcidin ameliorates anemia and improves growth in an adenine-induced mouse model of chronic kidney disease. Am J Physiol Renal Physiol 2016 ; 311 : F877-F889
29) Di Tucci AA, Murru R, Alberti D, et al : Correction of anemia in a transfusion-dependent patient with primary myelofibrosis receiving iron chelation therapy with deferasirox (Exjade, ICL670). Eur J Haematol 2007 ; 78 : 540-542

V

鉄の指標

V 鉄の指標

Point

① 鉄の指標として，CKD 患者も健常者と同様に血清フェリチン値とトランスフェリン飽和度（TSAT）を用いる。評価には鉄剤投与の情報が必須である。
② 血清フェリチン値は，炎症・感染を伴っていても，鉄貯蔵の指標として用いることができる。
③ 細胞内フェリチン発現は細胞内鉄濃度に応じて IRP-IRE システムにより蛋白合成のレベルで制御され，さらに炎症性サイトカインなどにより転写が増幅される。
④ TSAT は変動が大きく，測定時点での鉄の可用度（鉄の利用しやすさ）を表す。
⑤ 血清フェリチン値は高いが TSAT が低い状態では，体内の鉄貯蔵が十分あり，鉄の偏在化に伴う機能性鉄欠乏と診断される。

CKD 患者においても貧血を伴っている場合には，全血算・網状赤血球数により貧血の重症度と造血の程度を判断するとともに，鉄の評価を行う。「2015 年版 日本透析医学会 慢性腎臓病患者における腎性貧血治療のガイドライン」[1) および「KDIGO Clinical Practice Guideline for Anemia in Chronic Kidney Disease」[2) においても，フェリチンとトランスフェリン飽和度（TSAT）により鉄の評価を行うことが推奨されている。なお，hemoglobin content of reticulocyte（CHr）や percentage of hypochromic erythrocyte（％Hypo）などの指標の有用性が検討されてきたが，いまだ確立されていない。

1 フェリチン

フェリチンは，主に肝臓・脾臓の鉄貯蔵量の変化に応じて産生される蛋白質であり，その血中レベルは組織・細胞内の鉄貯蔵量を反映する[3)。先述のように血清フェリチンは，主に細胞内の鉄濃度に応じて産生された組織フェリチンが血液中に分泌されたものであり，大半が L 型フェリチンである。細胞外へ分泌される過程で，細

a：遺伝子からの転写による調節

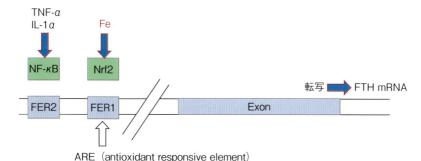

b：IRP-IREシステムによる転写後の調節

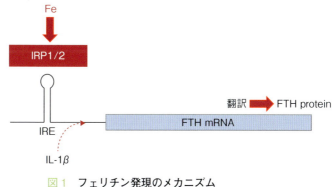

図1　フェリチン発現のメカニズム
FTH：H型フェリチン

胞内のGolgi装置において糖鎖修飾を受ける[4]。

1. フェリチン合成の調節（図1）

　細胞におけるフェリチン合成は，先述のように，IRP-IREシステムにより細胞内の鉄上昇を介した翻訳の過程で調節されており，細胞内鉄濃度の上昇に応じて増加する．また，鉄や炎症などの種々の刺激で活性化されたマクロファージから放出されるTNF-αやIL-1などの炎症性サイトカインによって，転写の過程でも調節されている[5〜7]．H型フェリチン（FTH）の遺伝子には，①抗酸化物質である転写因子Nrf2（NF-E2-related factor-2）が結合するantioxidant-responsive element（ARE）sequenceと，②炎症性サイトカインであるTNF-αやIL-1αがNF-κB依存性に作

用する部位が存在し，フェリチン mRNA の転写を促進している。鉄過剰状態では鉄による酸化ストレスにより転写因子 Nrf2 が増加するが，酸化ストレス応答や生体異物ストレス応答を調節しており，フェリチン合成を介して遊離鉄の減少を促し炎症も抑制すると考えられている。一方，高度の鉄欠乏状態では炎症の刺激のみを受けてもフェリチン合成はほとんど亢進しないので，炎症性サイトカインは鉄によるフェリチン産生刺激を増幅する作用があると考えられる[6]。他に一部の研究者から，培養細胞を用いた研究では IL-1β が翻訳レベルでの亢進に関わることが報告されているが，鉄の直接的効果よりはかなり小さいとされている[8]。

2. 血清フェリチンと鉄の動態

血清フェリチン値と肝臓の鉄含量の相関関係についてはすでに多くの報告があり，肝臓での鉄含量の推定に用いられる。既知の肝生検による鉄含量と MRI 信号の有意な相関関係から，MRI を用いて肝臓の鉄含量を推定した報告がある[9〜11]。また，ジョセフソン接合を含む環状超伝導体を用いて，極めて弱い磁場の検出に用いられる非常に感度の高い磁気センサーである超伝導量子干渉計（superconducting quantum interference device：SQUID）を用いた肝臓の鉄含量推定値も用いられている[12,13]。いずれも，肝臓の鉄含量と血清フェリチン値との間に有意な相関が認められるが，脾臓の鉄含量との相関性は必ずしも認められていない[14]。

3. 血清フェリチンの異常と鉄の動態

血清フェリチン値が低値を示す場合は疑いもなく体内鉄欠乏状態であり，12 ng/mL 以下で貧血が存在する場合は鉄欠乏性貧血と診断する[15]。

血清フェリチン値が高値を示す場合としては，①全身の鉄貯蔵量が増加するような疾患，②合成されたフェリチンが細胞破壊により放出される場合，③全身の鉄の総量は同じでも偏在化（分布異常）により網内系や肝臓で鉄が過剰となる場合がある[4,16]。

①全身の鉄貯蔵量が増加するのは，骨髄異形成症候群や赤血球造血刺激因子製剤（ESA）抵抗性の貧血などのために多量の輸血が行われた場合や，鉄剤の過剰投与後の二次性ヘモジデローシス，遺伝性ヘモクロマトーシスなどが挙げられる。

②組織破壊によるものでは，肝障害・腫瘍性病変など壊死に伴って血中へフェリチンが逸脱する場合のほか，流血中のフェリチンは主に肝臓に取り込まれて分解されるため，肝障害では逸脱と分解低下の両メカニズムにより増加することになる。

③鉄の投与または喪失がないのに血清フェリチンが大きく変化する場合は，造血の亢進・抑制が重要である。造血が亢進すると赤血球合成における鉄需要が高まり，

「鉄の再利用の系」だけでは供給できなくなり，肝臓などの貯蔵鉄を動員して補っていくことになる．一方，出血以外の原因で貧血が進行した場合，赤血球中に存在した鉄分は他の部位へ移動することになり，網内系や肝臓だけでなく，他の様々な細胞へ蓄積される「鉄の偏在化」が起こると考えられる．実際，腎性貧血治療の経過の中でも，感染などの急性炎症に伴いヘモグロビンが低下すると，貯蔵鉄の増加の指標として血清フェリチン値の上昇が観察される．

鉄の偏在化は，慢性炎症に伴う貧血が代表的であり，脾臓や肝臓のクッパー細胞などの網内系における急速な赤血球の取込みに伴い急速に貧血が進行するとともに，マクロファージ内に鉄が蓄積されフェリチン合成が誘導され，高フェリチン血症を呈する．慢性炎症状態ではIL-6などの炎症性サイトカインが高値であり，それに伴いヘプシジンが上昇することもマクロファージ内の鉄過剰とつながる．

4. 炎症状態でも血清フェリチンは貯蔵鉄の指標

フェリチンは急性期反応蛋白として知られており，大半の臨床研究で鉄貯蔵量の指標として血清フェリチン値を用いているにもかかわらず，「血清フェリチン値は炎症で上昇するため必ずしも鉄貯蔵量のマーカーではないので鉄欠乏を見逃してしまう」，などの記述が見受けられる．高度の急性肝障害・血球貪食症候群や関節リウマチでは突然，血清フェリチン値が跳ね上がることも事実である．しかし，このような場合には肝機能異常・CRP上昇などの大きな変化が認められるので比較的容易に診断可能であり，CKD患者における腎性貧血治療中の鉄動態の変動の評価・鉄剤投与の必要性および中止の決定に大きな問題はないと考えられる．

実際，炎症および鉄の貯蔵とフェリチンおよびヘプシジンの関係に関して，血清フェリチン値が炎症・感染を伴う場合にも鉄貯蔵の信頼できる指標であることを示した研究がある[17]（図2）．ヒトおよびマウスで慢性炎症に伴う貧血において，鉄欠乏を伴う場合とそうでない場合を比較している．ヒトでは，細菌性肺炎・肺気腫などの感染・炎症を有する患者を炎症状態にあるとし，鉄欠乏は血清フェリチン値が100 ng/mL未満・sTfR/log（ferritin）>2［注：sTfR；可溶型トランスフェリン受容体，log（ferritin）との比が体内での鉄貯蔵量の減少を判断する指標として優れているとされている[18]］をもって診断している．一方，マウスでは瀉血により鉄欠乏を，熱で不活化した菌体の投与により炎症を惹起している．ヒトでは，慢性炎症があっても鉄欠乏を伴っていると血清フェリチン値の上昇を認めず，同時に血清ヘプシジン濃度も上昇していない．また，マウスでの検討ではフェリチン測定はできていないが，血清ヘプシジン濃度の上昇を認めていない．このように，炎症で血清ヘプシ

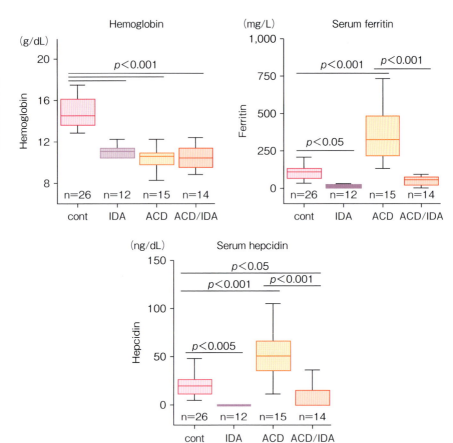

ACD；細菌性肺炎・肺気腫などの炎症を有する患者
IDA；血清フェリチンが 100 ng/mL 未満・sTfR/log (ferritin) > 2

図2 鉄欠乏（IDA），炎症に伴う貧血（ACD），ACD ＋ IDA 患者の
ヘモグロビン・フェリチン・ヘプシジン

ヒト炎症状態（ACD）ではフェリチン，ヘプシジンは増加するが，同時に鉄欠乏を伴う（ACD/IDA）とコントロール以下に減少する。

(Theurl I, et al：Regulation of iron homeostasis in anemia of chronic disease and iron deficiency anemia：diagnostic and therapeutic implications. Blood 2009；113：5277-5286 [17] より引用，一部改変)

ジン濃度は上昇しているといわれているが，実際には鉄欠乏状態での上昇は乏しいことが理解できる。これから判断すると，ヘプシジンの上昇に従って肝臓や脾臓に鉄が蓄積し，これに伴い血清フェリチン値が上昇すると考えられるため，血清フェリチンの上昇は主に肝臓や脾臓での鉄貯蔵量の上昇を反映するのではないかと考えられる。

MRIによる肝臓の鉄含量の推定値と血清フェリチンの関係をみた研究でも，感染・炎症の有無で両者の関係には大きな差異がなく，実際に存在する肝臓内の鉄含量が血清フェリチン値に影響すると考えられる[19]。

また，骨髄の鉄染色を用いて，造血に利用できる鉄と血清フェリチン値の関係についても検討されている。骨髄での鉄の染色程度を4段階に分けて，各段階で炎症状態にある患者とそうでない患者を比較すると，高度の感染・炎症状態で最大約3倍程度血清フェリチン値が高くなる。しかし，例えば炎症と非炎症を比較すると，骨髄の鉄の染色が同じであれば10が30に，100が300に，500が1,500にといった具合であり，血清フェリチン値を鉄剤投与の基準と考えた場合，鉄が欠乏している状態で血清フェリチン値が異常に高くなることは認められていない[20, 21]（図3）。また，骨髄への鉄供給は慢性炎症による「鉄の囲い込み」により低下すると考えられ，肝臓が血清フェリチンの主たる供給元と考えると，同じ骨髄での鉄含量（染色状態）を維持するために，より多くの鉄貯蔵の存在により血清鉄・TSATを維持していると推定される。

5. 血清フェリチンを用いて評価する注意点

フェリチンの評価を行う場合，測定するキットがいずれのフェリチンの抗体を使用するかによってその値が多少異なることがあるので，多くの異なる施設で治療を受けている患者について比較検討する場合などには注意を要する[22]。ただし，同じ患者の中での貯蔵鉄の変化を評価する検査指標としては，非常に有用である。

2 血清鉄とトランスフェリン飽和度

血漿中の鉄は，ほとんどすべてトランスフェリンと結合しており，骨髄をはじめ全身の細胞に輸送されている。骨髄の赤芽球においても，トランスフェリン受容体を介してトランスフェリン結合鉄が取り込まれており，血清鉄濃度およびトランスフェリン飽和度（TSAT）が高いほど，骨髄での造血における鉄利用の程度が良い（可用性が高い）ことを示している[23]。ただし，血液中のトランスフェリン結合鉄は3〜4mgと極めて少ない状態で維持されているが，この少ない血清鉄を骨髄ではヘ

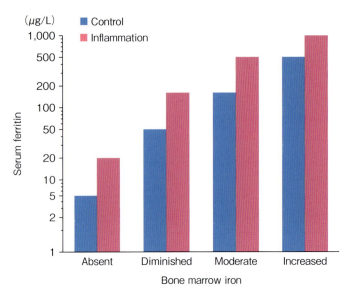

図3　骨髄鉄染色と血清フェリチンの関係

Inflammation の定義は，数日間の臨床症状とともに血沈 40 mm/hr，白血球数＞10,000，37.5℃以上の発熱 48 時間のいずれかがある場合．
炎症でフェリチン値は上昇するが，鉄が存在しないと上昇は軽微である．

(Cook JD : Clinical evaluation of iron deficiency. Semin Hematol 1982 ; 19 : 6-18 [20]より引用)

モグロビン合成のため，1時間当たり 0.8〜1.0 mg 消費している．「鉄の再利用の系」，消化管，そして肝臓からの鉄の供給がなければ，短時間で枯渇してしまうことになるため，血清鉄濃度を維持するには速やかに血清中へ鉄を供給する必要がある．生理的状態では，造血のために消費された鉄と同量の鉄が，主に網内系マクロファージのフェロポーチンを介して急速に血漿中に補給され，鉄濃度が保たれている．また，この補給システムを調節しているのが細胞から鉄を汲み出すフェロポーチンとその発現を調節するヘプシジンであり，ヘプシジンが高くなると鉄の可用性は低下する．

1. トランスフェリン飽和度

血清鉄（sFe）は，ほとんどすべてトランスフェリンと結合しており，血清中に存在するトランスフェリン結合鉄である．血液中のトランスフェリンによる総鉄運搬能を

総鉄結合能（total iron binding capacity：TIBC）と呼ぶ。総鉄結合能の主体はトランスフェリンであり，一部アルブミンなどの蛋白質にも鉄が結合している。健常者では血清中のトランスフェリンは約20〜30％が鉄と結合し，全部が鉄で飽和されているわけではなく，残りは不飽和の形でさらに鉄を結合できる能力を有しており不飽和鉄結合能（unsaturated iron binding capacity：UIBC）と呼ばれ，TIBC＝sFe＋UIBCの関係が成り立つ。また，トランスフェリンとTIBCの関係は，TIBC（μg/dL）＝Tf（mg/dL）×1.3で表すことができる。血清鉄はほとんどが骨髄において造血に利用されており，トランスフェリンの鉄結合率は，トランスフェリン飽和度（TSAT）＝sFe/TIBC×100により計算されるが，この値が高いほど骨髄での可用性（利用されやすさ）が高い。

2. 総鉄結合能と血清鉄

　総鉄結合能（TIBC）の主体をなすトランスフェリンは肝臓で合成されている。トランスフェリンの分子量は78,000であり，半減期は平均8.8日と長く大きな日内変動を示さない。栄養状態が悪化した場合や肝硬変などで肝合成能が低下した場合，そしてネフローゼ症候群などでも尿中への排泄過多により血清中では低下する。一方，鉄欠乏ではトランスフェリンの肝臓での産生が増加し，血清中でも増加する。また，炎症などに対して低下する負の急性期蛋白（negative acute phase protein）であり，炎症や鉄過剰状態では肝臓での産生が低下し，血清フェリチン値と逆相関の関係にある[24]。したがって，総鉄結合能は，鉄代謝に異常をきたす疾患や炎症・感染など多くの病態の変化を反映する。

　一方，血清鉄は朝方に高値を示し，日中次第に低下し，夜間に最も低値を示すが，この変化は造血に日内変動があることが原因であり，血清鉄の最大値と最小値では約2倍の差がある。そのため，TIBCが一定とすると，UIBCは日中次第に上昇し，夜間に最も高値を示す。そのため臨床的にTSATの経過をみていくためには，同じ時間帯での測定が肝要である[26,27]。

　また，経静脈的および経口的鉄剤の投与によっても血清鉄は上昇する。経静脈的鉄投与では，投与鉄剤の種類にもよるが，血清鉄は投与直後から上昇する。また，クエン酸第一鉄や硫酸鉄の経口的投与では，約3〜6時間後に血清鉄が上昇すると報告されている。鉄剤の投与は一時的にはTSATの上昇につながるが，経時的に低下していく。

3. TSAT（トランスフェリン飽和度）を用いた鉄の評価

　TSATを計算するために用いられる血清鉄および総鉄結合能ともに，貯蔵鉄とそ

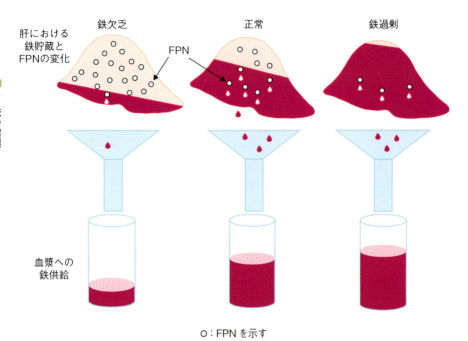

○：FPN を示す

図4 鉄貯蔵量と血漿への鉄供給の関係；ヘプシジンによるフェロポーチン（FPN）の変化
鉄欠乏ではヘプシジンの低下により FPN が増加しているが，血漿への鉄供給は少ない。
鉄過剰ではヘプシジンの上昇により FPN が減少しているが，血漿への鉄供給は維持される。

れに関連するヘプシジンより影響を受けることで，その動態の解釈は至難を極める場合がある。TSAT は骨髄での鉄可用性に影響を与え，低下すると造血機能が抑制される。TSAT を用いた鉄の評価としては，測定時点で造血への鉄の供給が十分に行われる状態にあるのかどうか（鉄の可用性）を推測する指標と考えられる[2]。

全身における鉄欠乏状態だけでなく，慢性疾患に伴う貧血（anemia of chronic disease）の病態でもヘプシジンや炎症性サイトカインが高値となり，TSAT は低下する。すなわち，急性感染症，炎症状態ではヘプシジンや炎症性サイトカインによる鉄の偏在化すなわち「鉄の囲い込み」により血清鉄や TSAT は急速に低下する。このような場合，全身をみると体内の鉄は充足しており，鉄の偏在化による貯蔵鉄の増加，すなわち血清フェリチン値の上昇とともに TSAT は低下する。

3 フェリチン・TSAT・ヘプシジンを含めた考え方

　鉄の指標を用いて体内の鉄動態を評価する場合，フェリチン，TSAT，ヘプシジンの相互関係は鉄剤および赤血球造血刺激因子製剤（ESA）投与の影響を受けるので，注意が必要である．鉄剤およびESA投与の影響は投与後7～10日間持続する．一般に鉄剤・ESAの投与がない場合は，①TSATと血清フェリチン値には正の相関関係，②血清フェリチンとヘプシジン値に強い正の相関関係があることが，多くの報告で明らかである．鉄剤投与があるとTSATの上昇に応じてヘプシジンが高くなり，TSATとヘプシジンには有意な正相関の関係が認められる．鉄剤の影響のない場合は，ヘプシジンが高くなるとむしろ血清鉄そしてTSATは低下する．鉄剤投与に関する情報がないと，この三者の関係をどのように考えればよいのか，解釈が混乱することになる[24, 27, 28]．ESA投与時にはTSATの低下に続いてヘプシジンの低下を認める．

　さらに血清フェリチン値が低い場合，すなわち鉄の貯蔵部位（主として肝臓）に十分な鉄がない場合，ヘプシジンが低い状態でいくら鉄汲出し蛋白フェロポーチンが発現していても十分量の鉄が血漿中に出てこないため，TSATも低下する．逆に，貯蔵鉄が十分にありフェリチン値が高い場合，ヘプシジン値も高いためフェロポーチンの発現は低下するが，貯蔵鉄が多いのでわずかなフェロポーチンによってもある程度の鉄が汲み出され，TSATも上昇すると考えると理解できる（図4）．実際，フェリチン1,000 ng/mLを超えた長期血液透析患者において，肝臓および脾臓への鉄蓄積を認めるため鉄剤を中止する治療が行われている．鉄剤投与中止後1年間でフェリチンの低下（平均：前2,601，後1,682 ng/mL）とともに，TSATの低下（平均：前52％から後28％）も認められる[29]．このような場合，かなり高いヘプシジン濃度が予測されるが，TSATは低下したとはいえ比較的高く維持されている．この理由としては，上述のように，大量の貯蔵鉄とヘプシジン-フェロポーチン系による鉄汲出しのバランスを考慮する必要がある．ただし，造血への鉄供給を考慮した場合は貯蔵鉄が多いことが有利と考えられるが，血管等を含む多くの細胞でもヘプシジンの増加により鉄貯蔵が増えるため，合併症を考慮した場合には不利ではないかと筆者は考える．

文献

1) 日本透析医学会：2015 年版 日本透析医学会 慢性腎臓病患者における腎性貧血治療のガイドライン．透析会誌 2016；49：89-158
2) KDIGO Clinical Practice Guideline for Anemia in Chronic Kidney Disease. Kidney Int 2012；Suppl 2：279-335
3) Harrison PM, Arosio P：The ferritins：molecular properties, iron storage function and cellular regulation. Biochim Biophys Acta 1996；1275：161-203
4) Torti FM, Torti SV：Regulation of ferritin genes and protein. Blood 2002；99：3505-3516
5) Hintze KJ, Theil EC：DNA and mRNA elements with complementary responses to hemin, antioxidant inducers, and iron control ferritin-L expression. Proc Natl Acad Sci U S A 2005；102：15048-15052
6) Kernan KF, Carcillo JA：Hyperferritinemia and inflammation. Int Immunol 2017；29：401-409
7) Theil EC：The ferritin family of iron storage proteins. Adv Enzymol Relat Areas Mol Biol 1990；63：421-449
8) Tran TN, Eubanks SK, Schaffer KJ, et al：Secretion of ferritin by rat hepatoma cells and its regulation by inflammatory cytokines and iron. Blood 1997；90：4979-4986
9) Hankins JS, McCarville MB, Loeffler RB, et al：R2* magnetic resonance imaging of the liver in patients with iron overload. Blood 2009；113：4853-4855
10) Gandon Y, Olivié D, Guyader D, et al：Non-invasive assessment of hepatic iron stores by MRI. Lancet 2004；363：357-362
11) Hou P, Popat UR, Lindsay RJ, et al：A practical approach for a wide range of liver iron quantitation using a magnetic resonance imaging technique. Radiol Res Pract 2012；2012：207391
12) Nielsen P, Günther U, Dürken M, et al：Serum ferritin iron in iron overload and liver damage：correlation to body iron stores and diagnostic relevance. J Lab Clin Med 2000；135：413-418
13) Nielsen P, Fischer R, Engelhardt R, et al：Liver iron stores in patients with secondary haemosiderosis under iron chelation therapy with deferoxamine or deferiprone. Br J Haematol 1995；91：827-833
14) Canavese C, Bergamo D, Ciccone G, et al：Validation of serum ferritin values by magnetic susceptometry in predicting iron overload in dialysis patients. Kidney Int 2004；65：1091-1098
15) 日本鉄バイオサイエンス学会治療指針作成委員会（編）：鉄剤の適正使用による貧血治療指針 改訂［第3版］，響文社，2015
16) Lorcerie B, Audia S, Samson M, et al：Diagnosis of hyperferritinemia in routine clinical practice. Presse Med 2017；46：e338

17) Theurl I, Aigner E, Theurl M, et al：Regulation of iron homeostasis in anemia of chronic disease and iron deficiency anemia：diagnostic and therapeutic implications. Blood 2009；113：5277-5286
18) Punnonen K, Irjala K, Rajamäki A：Serum transferrin receptor and its ratio to serum ferritin in the diagnosis of iron deficiency. Blood 1997；89：1052-1057
19) Olthof AW, Sijens PE, Kreeftenberg HG, et al：Correlation between serum ferritin levels and liver iron concentration determined by MR imaging：impact of hematologic disease and inflammation. Magn Reson Imaging 2007；25：228-231
20) Cook JD：Clinical evaluation of iron deficiency. Semin Hematol 1982；19：6-18
21) Lipschitz DA, Cook JD, Finch CA：A clinical evaluation of serum ferritin as an index of iron stores. N Engl J Med 1974；290：1213-1216
22) Kamei D, Akiba T：Coefficient of variation among ferritin measurement methods in hemodialysis and standard serum ferritin level. Kidney Int 2015；88：197
23) Elsayed ME, Sharif MU, Stack AG：Transferrin saturation：a body iron biomarker. Adv Clin Chem 2016；75：71-97
24) Rambod M, Kovesdy CP, Kalantar-Zadeh K：Combined high serum ferritin and low iron saturation in hemodialysis patients：the role of inflammation. Clin J Am Soc Nephrol 2008；3：1691-1701
25) Schaap CC, Hendriks JC, Kortman GA, et al：Diurnal rhythm rather than dietary iron mediates daily hepcidin variations. Clin Chem 2013；59：527-535
26) Kroot JJ, Hendriks JC, Laarakkers CM, et al：(Pre-) analytical imprecision, between-subject variability, and daily variations in serum and urine hepcidin：implications for clinical studies. Anal Biochem 2009；389：124-129
27) Kuragano T, Shimonaka Y, Kida A, et al：Determinants of hepcidin in patients on maintenance hemodialysis：role of inflammation. Am J Nephrol 2010；31：534-540
28) Majoni SW, Lawton PD, Barzi F, et al：Assessing the association between serum ferritin, transferrin saturation, and C-reactive protein in northern territory indigenous Australian patients with high serum ferritin on maintenance haemodialysis. Int J Nephrol 2017；2017：5490963
29) Ghoti H, Rachmilewitz EA, Simon-Lopez R, et al：Evidence for tissue iron overload in long-term hemodialysis patients and the impact of withdrawing parenteral iron. Eur J Haematol 2012；89：87-93

VI

鉄欠乏と鉄剤投与

VI 鉄欠乏と鉄剤投与

Point

① CKD 患者では，血清フェリチン値 50 ng/mL 未満で貧血を認める場合に鉄剤投与が考慮される。
② 経口または経静脈的な投与を選択することができる。ヘプシジンが低い場合には，経口での投与が有効となる。
③ 鉄剤投与後約 10 日間は造血に利用されるが，その後は蓄積されるだけである。
④ 鉄剤投与は一時的にはトランスフェリン飽和度（TSAT）を上昇させるが，過量になるとヘプシジン上昇を介して「鉄の再利用の系」を阻害し，TSAT を下げる可能性がある。
⑤ 鉄投与の上限は血清フェリチン値 300 ng/mL とされているが，不必要に上昇させる意義は認められない。

　鉄欠乏状態では赤血球の産生障害が起こるとともに，細胞内のミトコンドリアにおいてエネルギー産生が障害されることになり，細胞機能が最大限発揮できないことになる。
　血清フェリチン値が 12 ng/mL 以下では高度に貯蔵鉄が減少していることになり，疑いもなく全身における鉄欠乏状態，すなわち「絶対的鉄欠乏」と判断できる[1]。鉄欠乏を有する患者の多くは貧血を伴う場合が多いが，そうでない場合もある。実際，血清フェリチン値が高度に低下している場合でも比較的ヘモグロビン値が維持できている患者も認められるが，その原因は明らかになっていない。
　絶対的鉄欠乏に相対する用語として，機能性鉄欠乏がしばしば用いられており，CKD 患者において ESA 投与により目標ヘモグロビンを維持できない場合に，経静脈的に鉄剤を投与することによりヘモグロビンの上昇が認められる場合に使用されてきた。この用語は，全く生理学的な根拠はなく，鉄剤を投与すればヘモグロビンが上昇するという経験的な診断に基づいている。Williams Hematology にも「鉄剤投与に反応すれば鉄欠乏性貧血の診断の正当性の証拠になる」との記載があり，DRIVE 研究（血清フェリチン値 800 ng/mL 以上の症例に対しても，経静脈的鉄剤投与を行うこ

とでさらなる貧血の改善が得られた[51]）なども相まって，米国での鉄剤使用の増加につながっていると考えられる[2,3]。

機能性鉄欠乏とは，別の報告では，マクロファージから鉄を汲み出すことができなくなり閉じ込めた状態であり，血清フェリチン濃度＞100 ng/mL かつ TSAT＜20％と定義されており，感染や活動性の炎症性疾患などと関連しているとされている[4]。この状態でも鉄剤を投与すれば，新たに投与された鉄で TSAT が一時的にも上昇しヘモグロビンが上昇する可能性がある。

1 鉄欠乏の症状と原因

鉄欠乏の症状としては，貧血によると考えられる動悸・息切れ・めまい・立ちくらみ・頭痛・易疲労感などが挙げられる。また，鉄欠乏に由来するものとして，さじ状爪（スプーンネイル），異食症（土などをむやみに食べたくなる），舌炎，口角炎の他に，うつ状態や認知機能障害との関連性が挙げられる[5]。

鉄の喪失が鉄供給を上回り，負のバランスに傾くことにより鉄欠乏状態に陥る。鉄供給が不足する場合は摂取量不足・鉄吸収障害が，一方，鉄喪失が亢進するのは消化管出血，月経過多，血管内溶血が挙げられる。また，需要の亢進は妊娠・授乳・成長に伴う場合などである。閉経前の女性に鉄欠乏性貧血を多く認めるが，先述のようにその原因としては月経過多が重要である。

食事の要因として，食物中のフィチン酸塩・タンニン酸塩・シュウ酸塩などは鉄イオンの吸収を阻害するのに対して，アスコルビン酸やクエン酸は鉄の吸収をむしろ促進する[6,7]。ただし，これらの塩はヘム鉄の吸収には影響を与えないため，ヘム鉄を多く含む肉類などは，非ヘム鉄に比して吸収の影響を受けることが少ない。そのため，ヘム鉄は非ヘム鉄よりも吸収率が高いこともあり，鉄供給不足で鉄欠乏が生じることは，ヘム鉄を多く摂取している日本を含め先進国での頻度は低い。一方，開発途上国では肉類をあまり摂取しないことによる鉄欠乏症の頻度が高い。

投薬との関係では，多くの患者において使用されている胃酸分泌抑制薬（H2受容体拮抗薬，プロトンポンプ阻害薬）の使用に関しては，胃酸分泌を抑えることにより三価鉄の可溶化を阻害するため，鉄の吸収が抑制される場合があるので注意を要する[8]。

CKD 患者では，急激な鉄欠乏を認める重要なものとして，消化管出血による大量の鉄喪失が原因となることが多いので，必要に応じて消化管の検査が重要である。

参考までに，遺伝的に serine protease をコードする TMPRSS6 の遺伝子異常に

表1　血液透析患者の年間鉄喪失量

喪失原因	鉄含量	年間回数	総鉄喪失量
回路内残血	透析毎に1.0 mg	156	約160 mg
採血	月50 mL採血	12	約230 mg
穿刺抜針時の喪失	透析毎に2 mL喪失	156	約120 mg
合計			約510 mg

(Tsukamoto T, et al：Annual iron loss associated with hemodialysis. Am J Nephrol 2016；43：32-38 [13] より引用)

MEMO

★ 血液透析では大量の鉄が喪失するので，十分な鉄投与が必要である？

　これまで血液透析患者では，頻回の採血・透析回路内の残血そして消化管などからの出血により鉄1～3 gを喪失していると考えられ，血液透析開始後は大量の鉄剤投与が必須であるとの根拠にされてきた[10,11]。最近の総説においても，消化管および透析手技による血液喪失の根拠となる論文はすべて1970年代から1980年代前半にかけての報告であり，透析療法の進歩から考えてもあまりに過大に評価されていると考えられる[12]。このため米国では，血液透析に導入されると月に500 mg程度の鉄投与が行われ，血清フェリチン値も上昇している。最近，本邦における血液透析中の実測による鉄喪失量は通常の採血量も含めて年間約508 mgと報告され，従来の推定は過大評価されている可能性があることが明らかになってきた[13]（表1）。1日1.5 mg程度の補充（消化管からの吸収）があれば十分に鉄のバランスを維持することができるが，本邦では鉄剤の無投与またはごく少量でヘモグロビンを維持できる患者が多く認められ，実測の結果を支持する結果となっている。実際には，鉄の吸収量はヘプシジンと逆相関するので，血清フェリチン値が低い場合には，より多くの鉄が食事から吸収できることになり，食事中の鉄摂取量を約10 mg程度とした場合でも，消化管での鉄の吸収により賄うことができる[14]。当然，食事内容にも影響を受けるので，ヘム鉄の摂取が少ない場合には鉄投与が必要となってくる。

よりヘプシジンが過剰になり，消化管での鉄吸収が低下している難治性鉄欠乏なども報告されている[9]。

2 鉄欠乏に対する鉄補充の適応と必要な鉄投与量

　血清フェリチン値が鉄の貯蔵量のマーカーであることは述べたが，特に低い場合は鉄欠乏であることに疑いはない。日本鉄バイオサイエンス学会の基準でも，血清フェリチン値12 ng/mL以下は絶対的鉄欠乏とされ，鉄の補充が強く推奨される[1]。
　ESA投与により貧血が改善していく過程では，ヘモグロビンの上昇に伴い鉄の貯蔵量が減少するため，造血への鉄供給不足を回避するために貯蔵鉄に関してもある程度の余裕をもっておく必要がある。そのため，最低限維持すべき血清フェリチン値があると考えられる。健常者における貯蔵鉄とヘモグロビンの関係について，ノルウェーにおいて男女に分けて検討した研究が報告されている。3,000人以上の女性において，血清フェリチン値20 ng/mLを下回る患者ではヘモグロビン値は低値に転じていくが，それ以上では低下を認めない。1,000人以上の男性でも同様に，血清フェリチン値30 ng/mLを下回る患者においてのみヘモグロビン値が低値に転じていく[15]（図1）。そのため，健常者においては最低限，血清フェリチン値を20〜30 ng/mLに維持することにより安定したヘモグロビンを維持しやすいことが推測される。

MEMO

★ ESA治療による鉄欠乏の程度は？

　全身の鉄を考慮した場合，鉄の喪失がない限り鉄が不足するわけではない。ESA投与によるヘモグロビンの上昇においては，ヘモグロビン産生に鉄が利用されることによる貯蔵鉄の減少に伴い，血清フェリチン値が低下する。例えば，体重65 kgの患者においてヘモグロビンが1.0 g/dL上昇すると，ヘモグロビン産生に約170 mgの鉄が供給され，代わりに貯蔵鉄が減少する。血清フェリチン1 ng/mL当たりの貯蔵鉄の関係を5 mgと仮定すると，血清フェリチン約34 ng/mLの低下という計算になる。
　貯蔵鉄の減少が血清フェリチン値の低下に反映しているのみで，全身の鉄量という意味では鉄欠乏になるわけではない。ただし，血清フェリチンと同時にTSATも低下するので，貯蔵鉄が少ないことによりTSATが20％以下にまで低下してしまう場合は，鉄投与が必要となる。十分に貯蔵鉄がある場合には，造血に伴うヘプシジンの低下によりTSATの上昇が起こるので，新たな追加を要しない。

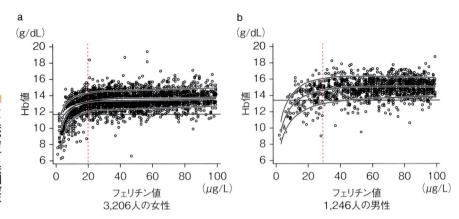

図1 血清フェリチン値と Hb 濃度の関係

成人の健常(腎機能正常・CRP 正常など)男女で血清フェリチン値とヘモグロビンの関係を検討。女性(a)では血清フェリチン値 20 μg/L,男性(b)では 30 μg/L 未満でヘモグロビンが低下する。

(Asberg A, et al: Lower hemoglobin with lower ferritin: it is not just a question of anemia. Scand J Clin Lab Invest 2013; 73: 622-626 [15] より引用)

　CKD 患者のように,ESA 投与に伴いヘモグロビン値が変動している場合は,同様に考えることは難しい。そこで,我々も透析患者において同様の検討を行い,血清フェリチン値 50 ng/mL 以上の患者においては血清フェリチン値とヘモグロビン値は無関係であるのに対し,50 ng/mL を下回る患者においてのみ血清フェリチン値とヘモグロビン値の間に有意な相関が認められたことを報告した[16](図2)。ESA の投与とその反応性により貯蔵鉄が時々刻々と変化しており,やや余裕をもった貯蔵鉄の指標として血清フェリチン値 50 ng/mL を維持していく必要があると考えられる。

3 鉄剤投与

　鉄剤の投与は,経口および経静脈的に行われている。一般に,鉄の供給を速く行うことができる経静脈的投与のほうが,より効率的にヘモグロビンを上昇させると考えられている[17~19]。血清フェリチン値が高い患者においては,経口的投与ではヘプシジンを介した吸収率の低下が予測されるのに対して,経静脈的投与では投与量に応じてすべてが体内のいずれかの部位に蓄積されることになる。
　経静脈的投与に使用される製剤は,欧米では多くの製剤が発売され,その販売に

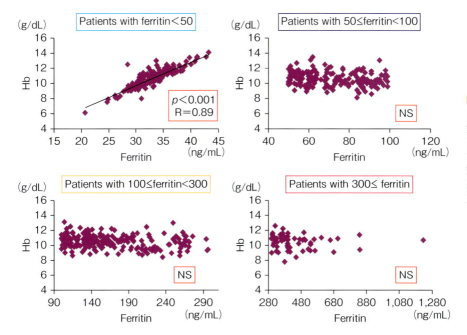

図2 血液透析患者における血清フェリチン値とヘモグロビン値との相関（フェリチン値の層別）
(Kuragano T, et al：ESA hyporesponsiveness is associated with adverse events in maintenance hemodialysis (MHD) patients, but not with iron storage. PLoS One 2016；11：e0147328 [16]より引用)

しのぎを削っている状態である．特に数分間で 500～1,000 mg 投与される製剤も発売されている．本邦では以前 3 種類の製剤が販売されていたが，アレルギー反応やその他の問題があり，現在使用できる薬剤は 1 種類に限られている．一方，経口製剤は従来から数種類の薬剤が発売されていた．また，鉄含有リン吸着薬の発売に伴い，その鉄補充目的に対する利用の問題点が指摘されてきている．本邦での薬価に関しては，鉄含有リン吸着薬以外は経口・経静脈的投与製剤のいずれも安価であり，通常，製薬会社からの販売促進の動きはない．

　現在，米国においては血液透析患者に使用する透析液の中に鉄を含む製剤があり，鉄補充ができることはすでに証明されており，今後は長期安全性の結果が待たれるところである[20]．

1. 経口鉄剤投与

　経口鉄剤の投与後に体内で起こるヘプシジンの経時的変化および鉄の吸収などの鉄指標に関しては，鉄欠乏を有する女性で検討された報告がある。もともと鉄欠乏によりヘプシジン濃度が低いため，新たに投与された鉄の影響のみを観察することになる。経口投与後約4時間でTSATのピークがあり，さらに約4時間後にヘプシジンが上昇することが認められている[21]（図3）。

　さらに，服用間隔・頻度とラジオアイソトープでラベルした鉄の吸収率が検討され，毎日および頻回に投与する場合の吸収率に関して疑問が出ている。すなわち，毎日朝1回服用，または朝夕2回に分割して服用，隔日に朝1回服用した場合を比較すると，隔日に1日1回朝服用するのが最も吸収率が高いと報告されている。経口鉄剤の連日投与では，翌日まで続く血清ヘプシジン高値が影響し，鉄の吸収効率が低下することが報告されている[22]。ただし，当然ではあるが1回当たりの服用量を増やせば吸収量も直線的ではないにしても増加するため，患者の副作用なども考慮して投与量・頻度を決める必要がある。

2. 経静脈的鉄剤投与

　経静脈的に鉄を投与した場合，iron sucroseやiron gluconateでは製剤中の遊離鉄が即座に血漿トランスフェリンに結合し，TSATが上昇していくことが報告されている[29, 30]。本邦で使用可能な含糖酸化鉄でも遊離鉄の存在が示されている[31]。これらの製剤では，投与量に応じてTSATの最大値は異なるが，2～3時間以内に最大値に到達したのち徐々に低下し，2～3日後までに前値に復する。経静脈的鉄投与

> **MEMO**
>
> ★ **透析患者における適切な経口鉄剤投与の方法は？**
>
> 　血液透析治療と経口鉄投与の関係を考えた場合，透析直後に血清ヘプシジンが低下していることから，透析中の鉄投与は効率的な吸収に結び付く可能性がある。従来，ヘプシジンの存在が明らかになっていなかった時期に，透析中に経口鉄剤を服用することを推奨する報告があり，鉄吸収が改善する可能性が報告されている[23～25]。経口投与では飲み忘れなどの問題もあり，血液透析毎に透析中に鉄剤を服用することが最も効率が良いことが推測される。ただし，この投与法の有効性に関しては今後の臨床研究による証明が必要である。また，難しい場合は透析日の朝のみ服用することも同様の効果が期待できると筆者は考える。

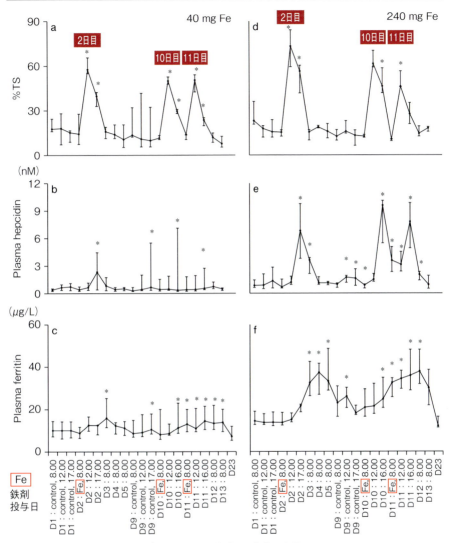

*投与前の値と比較して有意に上昇

図3 鉄剤経口摂取後のTSAT（%TS）・ヘプシジン・フェリチン

血清フェリチン20 ng/mL以下の若い女性に硫酸鉄40 mgまたは240 mgを投与した。2日目には1回のみ、10日目と11日目には連日服用し変化を検討している。
TSAT・ヘプシジン・フェリチンの順に上昇を認める。ヘプシジンの上昇にもかかわらずフェリチンの上昇を認める。240 mgを10日目・11日目連日服用後フェリチンの上昇は2日目の単回服用と同程度であり、約10日後にはフェリチンは元の値まで低下する。

(Moretti D, et al：Oral iron supplements increase hepcidin and decrease iron absorption from daily or twice-daily doses in iron-depleted young women. Blood 2015；126：1981-1989 [21]より引用)

によっても，数時間の経過で血清ヘプシジン濃度が上昇しており，経口投与と同様に血清ヘプシジン濃度の増加とTSATの増加の相関が示されている[32]。血清フェリチン値は約48時間後に最大値に到達したのち，徐々に低下していく[29, 30, 33]。本邦で現在使用可能な製剤は遊離鉄を含むため，TSATが上昇しやすいとされている。海外で最近発売されている製剤は遊離鉄がほとんど存在せず，安全であるとの意見もある。ただし，体内に入った鉄は正常では体外へ排泄されないため，貯蔵鉄の増加に伴うヘプシジンの上昇・「鉄の囲い込み」亢進に結び付き，時間が経過するといずれの鉄剤の効果も同じであると筆者は考える。

ラジオアイソトープでラベルした鉄を含んだ複数の鉄剤を経静脈的に投与し，PET（positron emission tomography）で鉄の体内分布を検討した研究がある。ラベルされた鉄はいずれの製剤でも肝臓や脾臓へそれぞれ約60分および約20分まで急激に取り込まれたのち徐々に低下するのに対して，骨髄では徐々に蓄積し観察終了までの500～900分まで増加していく。動物実験では，骨髄への蓄積は2～3日まで増加していると考えられる[34, 35]。しかし，肝臓での鉄貯蔵能力の大きさを考えた場合，

> **MEMO**
>
> ### ★ 経口での鉄剤投与では鉄過剰にならない？
>
> 経口で投与された鉄は，主として十二指腸から空腸口側で吸収される。貯蔵鉄の増加と相関してヘプシジンが高い場合には，この部位での吸収は著明に低下するが，完全に吸収がゼロになるわけではない。また，動物実験での検討から消化管の他の部位でもわずかながら鉄を吸収する機構があり，十二指腸などで鉄の吸収が低下している場合には大量の鉄が大腸に到達することになる。そのため，大腸でもわずかながら少しずつ吸収されて鉄が蓄積していくことになる[26, 27]。
>
> また，厚生労働省の「日本人の食事摂取基準（2015年版）」においても，成人では鉄の長期摂取に伴う慢性的な鉄沈着症の発生が重大な問題であるとしている。その中で，鉄を大量に含んだビールの常習的な飲用や，鉄鍋からの鉄の混入によって生ずるバンツー鉄沈着症（Bantu siderosis）は，1日当たりの鉄摂取量がおよそ100 mgを超えた場合に発生すると推定されている[28]。実際の臨床現場でも連日100 mgの鉄剤を投与された患者において，1年間で血清フェリチンが1,000 ng/mLにまで上昇したケースも経験しており，鉄剤投与中は経口であっても定期的な鉄パラメータの測定が必要である。

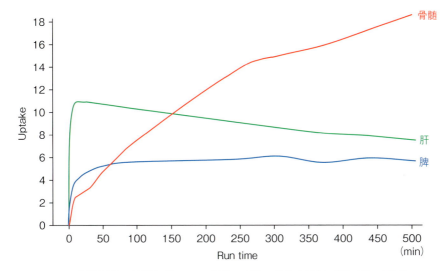

図4 経静脈的に鉄投与後，PETを用いて鉄の分布を検討（肝・脾・骨髄）

鉄を静注すれば，直後に肝脾に蓄積され徐々に骨髄に輸送されて，造血に利用される。

MEMO

★ 経静脈的に使用される鉄剤の中で，投与後血液中で遊離鉄の少ない鉄剤は安全か？

欧米では，大きな分子に鉄を包み込むことにより，鉄剤の経静脈的投与後にもほとんど遊離鉄が認められず，そのためTSATの大きな上昇のない製剤が発売されている[36, 37]。数分以内に500〜1,000 mg投与可能とされている。血管内での遊離鉄が少ないことは利点ではあるが，正常の鉄貯蔵量が3,000〜4,000 mgである患者へ1,000 mg投与することに問題はないのか，筆者は疑問に感じる。確かに投与時点における短時間での問題はないのかもしれないが，生理的な鉄の排泄系がないため体内のいずれかの部位に蓄積されており，ヘプシジンを介した全身の細胞での鉄囲い込み・鉄過剰に注意する必要がある。

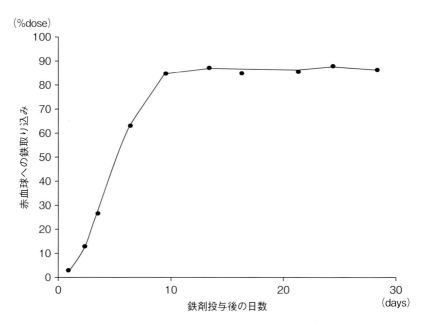

図5 鉄欠乏を有する患者における，ラジオアイソトープでラベルした iron sucrose の経静脈的単回投与後の鉄利用率

(Geisser P, et al : The pharmacokinetics and pharmacodynamics of iron preparations. Pharmaceutics 2011 ; 3: 12-33 より引用)

骨髄への集積前には肝臓・脾臓で一時的に保持しているものと推測される。骨髄までの輸送は，トランスフェリン結合鉄により行われている。骨髄での鉄の輸送先に関しては，赤芽球細胞への鉄供給を行う赤芽球島の中心をなすマクロファージだけでは説明できないことから，間質のトランスフェリンなどの関与も考えられている。一方，赤芽球系への鉄利用であるが，投与早期から赤血球中にラジオアイソトープでラベルされた鉄が認められ，興味深いことに7〜10日間までは増加するが，それ以後はほとんど利用されない。鉄利用率に関しては，投与後10日間以内に鉄欠乏患者では80〜90％近くが造血に利用されているが，炎症や鉄過剰の状態では40〜50％以下にまで低下する。造血に利用されなかった鉄は，主に肝臓に蓄積されることになる。以上から，経静脈的鉄投与でも，造血における鉄の利用に関してはヘプシジンの影響を受けていると考えられる[34,35]（図4・5）。

4 鉄投与の上限

　鉄欠乏状態と判断して鉄剤の投与を開始した場合，貧血の改善が認められるが，さらに鉄剤を継続しても短期では副作用も認められないため漫然と継続される場合が多い[45]。そのため，どのような条件で鉄剤投与を中止するかどうかが，最も難しい問題と考えられる。本邦では鉄剤投与と予後の関係に関するランダム化比較試験が実施されておらず，観察研究や経験的な診療ガイドに頼らざるを得ない。「2015年版 日本透析医学会 慢性腎臓病患者における腎性貧血治療のガイドライン」は，「静注鉄剤は貧血改善効果の確認と鉄評価を行いながら13回投与を区切りとし，血清フェリチン値が300 ng/mL以上にならないよう投与する」とし，鉄剤総投与量の上限をほぼ500 mgとしている[46]。一方，経口では総量が決められておらず，吸収効率の高い患者では注意を要する。日々の投与により一時的にはヘモグロビン上昇につながるが，高度の蓄積を起こしてくる患者もあり，血清フェリチンの定期的な測定が必要となる。

MEMO

★ 投与したほとんどの鉄が造血に利用されるわけではない

　体内の鉄の約60％が全身のヘモグロビンにあることから，投与された鉄はほとんどが造血に利用されると考えがちであるが，鉄投与後に血清フェリチン値が上昇することは，経口および経静脈的投与にかかわらず，造血（ヘモグロビン産生）に利用されず肝臓や網内系で貯蔵されていることを意味している。

　Cochrane reviewの中で，CKD患者への経口および経静脈的な鉄投与を比較した28研究（2,098人参加者）について貧血の改善・ESA投与量の減量・鉄蓄積を解析した研究がある[19]（図6・7）。この研究では，1カ月間の経静脈的鉄投与量とヘモグロビンの上昇値には相関が認められないのに対し，累積投与量と血清フェリチン値には強い正の相関関係が示されている。このことは，ヘモグロビン上昇のためには鉄は必要最小限で十分であり，また投与量が増えるに従い貯蔵鉄のみが増加するものと判断される[38, 39]。このことからも，漫然とした投与は控え，適量を見極めることが重要である。

　静注鉄剤投与後のPETの検討からも分かるように，鉄剤を投与しても造血に利用される期間は約10日に限られている。利用率もヘプシジンなどにより決められており，利用されなかった鉄は貯蔵鉄になる[17]。

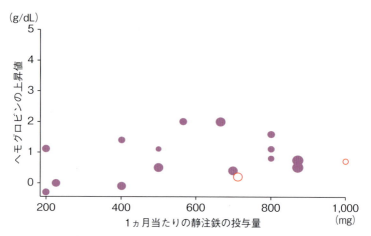

図6 静注鉄投与量に対するヘモグロビンの上昇の平均値

経静脈的鉄投与と経口投与によるヘモグロビン改善を検討した研究のメタ解析である．大きい円ほどメタ解析の中での重み付けが高い．1カ月の静注鉄投与量とヘモグロビン上昇の関係を示すが，投与量を増やしてもヘモグロビン上昇にはつながらない．

(Albaramki J, et al：Parenteral versus oral iron therapy for adults and children with chronic kidney disease. Cochrane Database Syst Rev 2012；1：CD007857 [19] より引用)

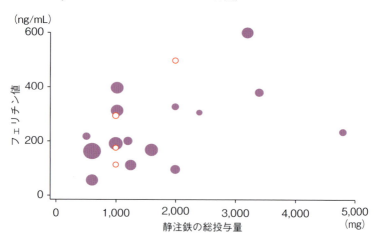

図7 静注鉄総投与量に対するフェリチンの上昇量の平均値

経静脈的鉄投与と経口投与によるヘモグロビン改善を検討した研究のメタ解析である．大きい円ほどメタ解析の中での重み付けが高い．静注鉄総量と血清フェリチン増加量の関係を示すが，総投与量の増加はむしろフェリチン上昇に直接結び付く．

(Albaramki J, et al：Parenteral versus oral iron therapy for adults and children with chronic kidney disease. Cochrane Database Syst Rev 2012；1：CD007857 [19] より引用)

鉄過剰症の基準は，WHO が一般に向けて作成した鉄欠乏性貧血に対する診断・予防・治療のための管理プログラムによると，血清フェリチン値が男性 200 ng/mL 以上，女性 150 ng/mL 以上を重篤な鉄過剰と定めている[47]。ただし，このガイドにおいても，腎性貧血に関しては別に定められているとの記述がある。鉄に関した世界中の多くのガイドラインを比較した検討でも，非 CKD 患者においては血清フェリチン値の上限を 100～200 ng/mL としているのに対し，CKD 患者においてはより高いレベルに定めている[4]。また，鉄剤補充後のヘモグロビン，フェリチン，TSAT の目標値が多くのガイドラインで明らかに示されていないことを問題としている[4]。
　一般に，鉄やフェリチンに触れた論文でも CKD および末期腎不全は別であり，「利

MEMO

★ **トランスフェリン飽和度（TSAT）を維持するために鉄剤投与は？**

　TSAT は，骨髄での赤芽球の分化増殖過程において十分な鉄供給ができるかどうかの指標であり，高いほうが造血に有利である。血管内への鉄供給は，主に古くなった赤血球からの網内系での「鉄の再利用の系」，消化管での鉄吸収によるが，さらなる不足分については肝臓などの「貯蔵鉄」からの鉄供給に依存し，これを調節しているのもヘプシジンということになる。一方，鉄の消費はもっぱら造血に伴うヘモグロビンの合成が目的であり，通常 ESA の投与により増加する。ヘプシジンの変動により，ヘモグロビンに供給される鉄は動的に変化し，日内変動や炎症性サイトカインによっても大きく変動する。

　鉄剤は，経静脈的投与では投与後即座に，経口投与でも短時間で TSAT を上昇させるが，造血を含めた動的な流れの中にあるため，TSAT の上昇に持続性はない。そのため，持続的に TSAT を上昇させるためには鉄の継続的投与が必要になるが，量が多すぎると貯蔵鉄の増加につながり，むしろヘプシジンを上昇させ「鉄の再利用」を低下させてしまう。鉄投与の目的は，ヘモグロビン産生に必要な最小限の鉄貯蔵を維持することであり，TSAT を上昇させる目的で漫然と投与することは貯蔵鉄増加・ヘプシジン上昇をきたすので，血清フェリチン値をみながら適量を見極めることが重要である。また，TSAT の過度の上昇は，トランスフェリンに結合できなかった遊離鉄の増加をもたらし鉄による障害を起こしやすいと考えられており，過去の TSAT と遊離鉄との関係の検討から，適切な TSAT は 45% 以下ではないかとされている[40]。貯蔵鉄増加に伴ってヘプシジン濃度が上昇するのを予防し，また鉄剤投与による遊離鉄も最小限にすることからも，経口・経静脈的投与にかかわらず 1 回当たりの投与量は少ないほうが望ましい。

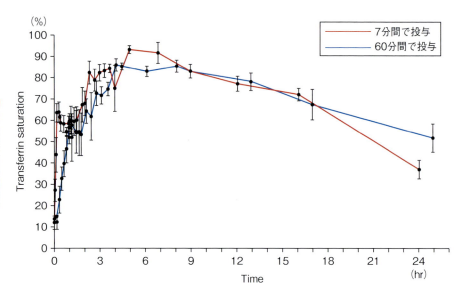

図8 7分間および60分間かけて経静脈的に鉄剤を投与した時のトランスフェリン飽和度（TSAT）の変化

鉄製剤中の遊離鉄は，5～6時間までにトランスフェリンへ移行する。

（Seligman PA, et al：Single-dose pharmacokinetics of sodium ferric gluconate complex in iron-deficient subjects. Pharmacotherapy 2004；24：574-583 [29] より引用）

> **MEMO**
>
> ★ ゆっくり鉄剤を静注すると遊離鉄は少ない？
>
> 経静脈的鉄剤を投与する場合，シリンジポンプなどを用いて時間をかけて持続的に投与することにより遊離鉄を少なくできるのではないか，との議論がある。これに関しては，125 mgのsodium ferric gluconate製剤を7分間および60分間をかけて投与した後のTSATを検討した研究がある[29]（図8）。Sodium ferric gluconate製剤は日本で用いられている製剤と異なるが，含糖酸化鉄と同様に製剤中に遊離鉄が存在することが知られている[41, 42]。投与後最初の1～2時間をみると，7分間および60分間かけて投与した場合の遊離鉄に差があるのかもしれないが，3～5時間で両者とも同程度にTSATが上昇しており，TSATは80～90％に到達している。TSATが40～45％を超えると遊離鉄が上昇することは知られており，TSATが高くなる量を投与した場合には，遊離鉄の出現に関して両者に大きな差がないように判断される。そのため，遊離鉄を最小限にするためには投与総量も制限する必要がある。

用可能な鉄の評価において，末期腎不全患者ではフェリチン値は特に有用でないとされ，high-quality evidence（上品質のエビデンス，筆者注：おそらく KDIGO ガイドライン）に基づいたガイドラインがこれらの患者の鉄投与方法を導いている」などの記載があり，特に理由も示されず例外とされ記述されない傾向にある[48]。

血液透析患者において，MRI を用いて肝臓の鉄含量を推定し，ROC 解析により鉄過剰となる血清フェリチン値を検討した報告がある。1 g 乾燥重量当たり 50 μmol（50 μmol/g dry weight）を超える場合に，鉄過剰と判断している。ESA および鉄剤の治療を受けている透析患者では，血清フェリチン値が 160 ng/mL を超えると肝臓への過剰な鉄沈着がある。また，200 μmol/g dry weight を超える重篤な鉄過剰では，血清フェリチン値が 290 ng/mL を超えるとしている[49]。また，SQUID 法を用いた別の検討では，1 g 湿重量当たり 400 μg を超える場合を鉄過剰としており，ROC 解析から血清フェリチン値が 340 ng/mL を超えると肝臓への過剰な鉄沈着があると報告している[50]。このように，肝臓での鉄含量を考慮した鉄過剰の大まかな値でも，血清フェリチン値が 160 ng/mL を超えると鉄過剰になる危険性があり，およそ 300 ng/mL には到達しないようにする必要がある。「2015 年版 日本透析医学会 慢性腎臓病患者における腎性貧血治療のガイドライン」でも 300 ng/mL を中止基準としているが，この値までを容認しているわけではなく，適正な ESA の量で貧血が改善する場合にはそれ以上の鉄剤の投与は不要と考えられる。

鉄剤投与後約 10 日間は赤血球産生に鉄が利用されるが，その後は利用されず貯蔵鉄になることから，投与後 10～14 日の血清フェリチンが 100～150 ng/mL を超える場合には中止するのがよいと筆者は考える。

MEMO

★ 経静脈的鉄投与を，透析毎に行うのと週1回行った場合の安全性の比較は？

経静脈的に鉄剤（含糖酸化鉄 40 mg）を，透析毎に 13 回投与した場合と週 1 回のペースで 13 回投与した場合の酸化ストレスに関して，酸化型アルブミンを指標として検討した研究がある。もともと透析患者においては，健常者に比して還元型アルブミンの減少ならびに酸化型アルブミンの上昇が認められるが，透析毎に投与した場合のほうが週 1 回投与した場合に比して，4 週後に有意に酸化型アルブミンとともに蛋白質過酸化物（advaned oxidation protein product：AOPP）の上昇が観察されている[43, 44]。そのため，酸化ストレスを指標とした場合には週 1 回の投与が勧められる。

文 献

1) 日本鉄バイオサイエンス学会治療指針作成委員会（編）：鉄剤の適正使用による貧血治療指針 改訂［第3版］，響文社，2015
2) Moe OW, Vazquez M, Kielar M：Iron metabolism in end stage renal failure：rationale for re-evaluation of parenteral iron therapy. Curr Opin Nephrol Hypertens 2003；12：145-151
3) Fairbanks W, Beutler E：Iron DefiCiency. In：Beutler E, Lichtman MA. Coller as. Kipps TJ (Eds), Williams Hematology, New York：McGraw-Hill Inc；1995：490-509
4) Peyrin-Biroulet L, Williet N, Cacoub P：Guidelines on the diagnosis and treatment of iron deficiency across indications：a systematic review. Am J Clin Nutr 2015；102：1585-1594
5) World Health Organization：Micronutrient deficiencies [Internet]. [cited 2014 Jun IS]. Available from：http://www.who.int/nutrition/topics/idalen/files/539/en.html]
6) Hallberg L, Hulthén L：Prediction of dietary iron absorption：an algorithm for calculating absorption and bioavailability of dietary iron. Am J Clin Nutr 2000；71：1147-1160
7) Bose S, French S, Evans FJ, et al：Metabolic network control of oxidative phosphorylation：multiple roles of inorganic phosphate. J Biol Chem 2003；278：39155-39165
8) Graziani G, Como G, Badalamenti S, et al：Effect of gastric acid secretion on intestinal phosphate and calcium absorption in normal subjects. Nephrol Dial Transplant 1995；10：1376-1380
9) Finberg KE, Heeney MM, Campagna DR, et al：Mutations in TMPRSS6 cause iron-refractory iron deficiency anemia (IRIDA). Nat Genet 2008；40：569-571
10) Sepandj F, Jindal K, West M, et al：Economic appraisal of maintenance parenteral iron administration in treatment of anaemia in chronic haemodialysis patients. Nephrol Dial Transplant 1996；11：319-322
11) Kalantar-Zadeh K, Streja E, Miller JE, et al：Intravenous iron versus erythropoiesis-stimulating agents：friends or foes in treating chronic kidney disease anemia? Adv Chronic Kidney Dis 2009；16：143-151
12) Wish JB, Aronoff GR, Bacon BR, et al：Positive iron balance in chronic kidney disease：how much is too much and how to tell? Am J Nephrol 2018；47：72-83
13) Tsukamoto T, Matsubara T, Akashi Y, et al：Annual iron loss associated with hemodialysis. Am J Nephrol 2016；43：32-38
14) 厚生労働省：鉄，「健康食品」の安全性・有効性情報（http://hfnet.nih.go.jp/contents/detail675.html）
15) Asberg A, Mikkelsen G, Thorstensen K, et al：Lower hemoglobin with lower ferritin：it is not just a question of anemia. Scand J Clin Lab Invest 2013；73：622-626
16) Kuragano T, Kitamura K, Matsumura O, et al：ESA hyporesponsiveness is associated with adverse events in maintenance hemodialysis (MHD) patients, but not with iron

storage. PLoS One 2016 ; 11 : e0147328
17) Shepshelovich D, Rozen-Zvi B, Avni T, et al : Intravenous versus oral iron supplementation for the treatment of anemia in CKD : an updated systematic review and meta-analysis. Am J Kidney Dis 2016 ; 68 : 677-690
18) Litton E, Xiao J, Ho KM : Safety and efficacy of intravenous iron therapy in reducing requirement for allogeneic blood transfusion : systematic review and meta-analysis of randomised clinical trials. BMJ 2013 ; 347 : f4822
19) Albaramki J, Hodson EM, Craig JC, et al : Parenteral versus oral iron therapy for adults and children with chronic kidney disease. Cochrane Database Syst Rev 2012 ; 1 : CD007857
20) Vaziri ND, Kalantar-Zadeh K, Wish JB : New options for iron supplementation in maintenance hemodialysis patients. Am J Kidney Dis 2016 ; 67 : 367-375
21) Moretti D, Goede JS, Zeder C, et al : Oral iron supplements increase hepcidin and decrease iron absorption from daily or twice-daily doses in iron-depleted young women. Blood 2015 ; 126 : 1981-1989
22) Stoffel NU, Cercamondi CI, Brittenham G, et al : Iron absorption from oral iron supplements given on consecutive versus alternate days and as single morning doses versus twice-daily split dosing in iron-depleted women : two open-label, randomised controlled trials. Lancet Haematol 2017 ; 4 : e524-e533
23) Fourtounas C, Koutsikos D, Dalamangas A, et al : Supervised intradialytic oral iron administration during erythropoietin therapy. Nephrol Dial Transplant 1996 ; 11 : 1485-1486
24) Tovbin D, Schnaider A, Vorobiov M, et al : Minor impairment of oral iron absorption in non-diabetic new dialysis patients. J Nephrol 2005 ; 18 : 174-180
25) Dunea G, Swagel MA, Bodiwala U, et al : Intra-dialytic oral iron therapy. Int J Artif Organs 1994 ; 17 : 261-264
26) Nakanishi T, Hasuike Y, Nanami M, et al : Novel iron-containing phosphate binders and anemia treatment in CKD : oral iron intake revisited. Nephrol Dial Transplant 2016 ; 31 : 1588-1594
27) Schümann K, Ettle T, Szegner B, et al : On risks and benefits of iron supplementation recommendations for iron intake revisited. J Trace Elem Med Biol 2007 ; 21 : 147-168
28) 厚生労働省健康局総務課：6. 2. 1. 鉄（Fe）.「日本人の食事摂取基準」(2010年版), 2010 : 218-226
29) Seligman PA, Dahl NV, Strobos J, et al : Single-dose pharmacokinetics of sodium ferric gluconate complex in iron-deficient subjects. Pharmacotherapy 2004 ; 24 : 574-583
30) Parkkinen J, von Bonsdorff L, Peltonen S, et al : Catalytically active iron and bacterial growth in serum of haemodialysis patients after i.v. iron-saccharate administration. Nephrol Dial Transplant 2000 ; 15 : 1827-1834
31) 柴田央恵, 小西貴子, 芝山洋二, 他：静注用鉄剤に含まれる遊離鉄が生体に与える影響—遊離鉄の危険性—. 金医大誌 2015 ; 40 : 17-26

32) Kitsati N, Liakos D, Ermeidi E, et al：Rapid elevation of transferrin saturation and serum hepcidin concentration in hemodialysis patients after intravenous iron infusion. Haematologica 2015；100：e80-e83
33) Girelli D, Trombini P, Busti F, et al：A time course of hepcidin response to iron challenge in patients with HFE and TfR2 hemochromatosis. Haematologica 2011；96：500-506
34) Beshara S, Sörensen J, Lubberink M, et al：Pharmacokinetics and red cell utilization of $^{52}Fe/^{59}Fe$-labelled iron polymaltose in anaemic patients using positron emission tomography. Br J Haematol 2003；120：853-859
35) Beshara S, Lundqvist H, Sundin J, et al：Pharmacokinetics and red cell utilization of iron (III) hydroxide-sucrose complex in anaemic patients：a study using positron emission tomography. Br J Haematol 1999；104：296-302
36) Bhandari S：Risk factors and metabolic mechanisms in the pathogenesis of uraemic cardiac disease. Front Biosci 2011；16：1364-1387
37) Slotki I, Cabantchik ZI：The labile side of iron supplementation in CKD. J Am Soc Nephrol 2015；26：2612-2619
38) Van Wyck DB, Stivelman JC, Ruiz J, et al：Iron status in patients receiving erythropoietin for dialysis-associated anemia. Kidney Int 1989；35：712-716
39) Nakanishi T, Hasuike Y, Nagasawa Y, et al：How much intravenous iron is utilized for erythropoiesis? Am J Med 2013；126：e27
40) Zheng H, Huang X, Zhang Q, et al：Iron sucrose augments homocysteine-induced endothelial dysfunction in normal subjects. Kidney Int 2006；69：679-684
41) Van Wyck D, Anderson J, Johnson K：Labile iron in parenteral iron formulations：a quantitative and comparative study. Nephrol Dial Transplant 2004；19：561-565
42) Geisser P, Burckhardt S：The pharmacokinetics and pharmacodynamics of iron preparations. Pharmaceutics 2011；3：12-33
43) Anraku M, Kitamura K, Shinohara A, et al：Intravenous iron administration induces oxidation of serum albumin in hemodialysis patients. Kidney Int 2004；66：841-848
44) Anraku M, Kitamura K, Shintomo R, et al：Effect of intravenous iron administration frequency on AOPP and inflammatory biomarkers in chronic hemodialysis patients：a pilot study. Clin Biochem 2008；41：1168-1174
45) Rostoker G, Vaziri ND：Iatrogenic iron overload and its potential consequences in patients on hemodialysis. Presse Med 2017；46：e312-e328
46) 日本透析医学会：2015年版 日本透析医学会 慢性腎臓病患者における腎性貧血治療のガイドライン．透析会誌 2016；49：89-158
47) WHO：Iron deficiency anaemia：assessment, prevention, and control. A guide for programme managers. WHO MAGAZINE 2013；xx：1-114
48) Knovich MA, Storey JA, Coffman LG, et al：Ferritin for the clinician. Blood Rev 2009；23：95-104
49) Rostoker G, Griuncelli M, Loridon C, et al：Maximal standard dose of parenteral iron

for hemodialysis patients : an MRI-based decision tree learning analysis. PLoS One 2014 ; 9 : e115096
50) Canavese C, Bergamo D, Ciccone G, et al : Validation of serum ferritin values by magnetic susceptometry in predicting iron overload in dialysis patients. Kidney Int 2004 ; 65 : 1091-1098
51) Coyne DW, Kapoian T, Suki W, et al : Ferric gluconate is highly efficacious in anemic hemodialysis patients with high serum ferritin and low transferrin saturation: results of the Dialysis Patients' Response to IV Iron with Elevated Ferritin (DRIVE) Study. J Am Soc Nephrol 2007 ; 18 : 975-984

VII

鉄の過剰・偏在化による異常と合併症

VII 鉄の過剰・偏在化による異常と合併症

Point
① CKD患者では，慢性炎症および高ヘプシジン血症により鉄の偏在化，すなわち細胞内への「鉄の囲い込み」を認める。
② 鉄の偏在化は，血管石灰化・粥状硬化を通じて心血管事象に，細胞内に生息する細菌の増殖を介して感染症につながる。
③ 観察研究から，血清フェリチン値100 ng/mL未満の透析患者の予後は，それ以上の患者より良好である。

鉄が特定の細胞内・組織内で過剰になると，二価鉄（Fe^{2+}）を介したFenton反応による酸化ストレス亢進のため，様々な障害が起こってくる。実際に，体内の鉄総量が過剰な状態にまで蓄積されている場合と，鉄輸送とその調節機構が異常をきたして特定の組織・臓器または細胞内で鉄過剰になる場合がある。鉄過剰状態では，細胞内の鉄の量が増加するだけでなく，蛋白質に結合していない遊離鉄が細胞内外に増加する[1]。通常，鉄は反応性の高い遊離状態にならないように，血漿中ではトランスフェリン（Tf）に結合し，細胞内ではフェリチンなどに貯蔵されて毒性を発揮しないように隔離されている。遊離鉄は，非Tf結合鉄（non-transferrin-bound iron：NTBI）や不安定鉄プール（labile iron pool：LIP）とも呼ばれている。

1 真の鉄過剰

鉄過剰症の主な原因は，遺伝性ヘモクロマトーシスおよびサラセミア・鎌状赤血球症などの遺伝性難治性貧血に対する輸血治療であるが，本邦での頻度は低い[2]。日本で認められる二次性鉄過剰症としては，骨髄異形成症候群などにおける輸血依存やC型肝炎・非アルコール性脂肪性肝疾患（NAFLD）などが挙げられるが，これらの疾患においても，鉄過剰が癌化などの疾患の予後を左右する重要な因子になっていることが明らかになっている。また，赤血球造血刺激因子製剤（erythropoiesis stimulating agents：ESA）治療がない時代においては，末期腎不全患者でも輸血依存状態がしばしば認められ鉄過剰の患者が多数存在したが，近年ではESA治療を中心とした腎性貧血治療により激減している。鉄過剰が，肝臓，膵臓，心臓，甲状

腺，内分泌臓器，中枢神経，血管などに起こると，主に酸化ストレスを介して細胞障害，組織線維化および臓器機能不全など生命を脅かす肝障害，糖尿病，動脈硬化，心不全などが惹き起こされることになる[3,4]。

2 鉄の偏在化による異常

　鉄の偏在化は，特定の細胞に鉄が蓄積される一方，その他の細胞での鉄が減少している状態である。鉄の偏在化は，真の鉄過剰と同様に鉄を介した酸化ストレスの亢進だけでなく，易感染性などとも関連する。鉄の偏在化の病態では，細胞内への鉄取込み蛋白と鉄汲出し蛋白との関係を考慮する必要がある。鉄取込み蛋白であるトランスフェリン受容体（TfR1）と二価金属輸送体（DMT1），鉄汲出し蛋白であるフェロポーチン（FPN）の発現は，細胞内鉄含量によりIRP（iron regulatory protein）-IRE（iron responsive element）システムを介して調節されているだけでなく，細胞表面にあるフェロポーチンはヘプシジンによる分解調節を受けている。

　我々は，血液透析患者において鉄の代謝異常が起こっているかどうかを解明するために，患者の多核白血球を用いて細胞内鉄含量を検討した。血液透析患者の末梢血から多核白血球を採取し，原子吸光法で鉄含有量を測定した。明らかな鉄過剰のない患者，すなわち血清フェリチン値が100 ng/mL未満の患者でも，健常者の2～3倍まで上昇していた[5]。また，その原因として，鉄取込み蛋白であるTfR1の発現亢進と，鉄汲出し蛋白であるフェロポーチンの発現低下が観察され，取込み亢進と汲出し低下により細胞内への鉄の偏在化，すなわち「鉄の囲い込み」が起こった結果により生じたと考えられた。また，これらの多核白血球では，ラクトフェリンの脱顆粒の減少とミエロペルオキシダーゼの活性化を認め，殺菌・静菌力の低下が疑われる。血清フェリチン値が100 ng/mL未満の患者も含んでおり，ヘプシジンの関与だけでなく，CKD患者においては腎機能低下に伴うtumor necrosis factor（TNF）-αなどの炎症性サイトカインが増加しており慢性炎症の状態にあることが原因ではないか，と考えている。

　炎症性サイトカインと鉄輸送蛋白との関係については，単核球細胞におけるTNF-αやlipopolysaccharide（LPS）による鉄の輸送蛋白を介した鉄偏在化の報告がすでになされており，これらの細胞でも取込み蛋白の発現亢進と汲出し蛋白の低下が観察されている[6]。

　CKDに伴う心血管事象などの合併症は，慢性炎症や酸化ストレスとの関連性が指摘されてきた。その原因は必ずしも明らかではないが，酸化ストレスの亢進では遊

離鉄の存在が重要な因子である。血管障害の初期異常は血管内皮であるとされており，炎症性サイトカインと鉄の代謝障害との関係について，ヒト臍帯静脈内皮細胞（human umbilical vein endothelial cells：HUVECs）を用いて基礎的研究を行った。培養液中に TNF-α および鉄を添加して「鉄の囲い込み」を引き起こすかどうかを検討した結果，HUVECs においては，TNF-α の濃度依存性に鉄の取込み蛋白である DMT1 や TfR1 の発現亢進と，鉄の汲出し蛋白である FPN の発現低下を認めた。この原因として，高サイトカイン状態にあると，細胞内に鉄が充足していても iron regulatory protein（IRP）による鉄輸送蛋白 mRNA に存在する iron responsive element（IRE）を介した調節機構に異常をきたし，鉄輸送蛋白の翻訳調節を介して細胞内に鉄が蓄積する方向に進むことによることを明らかにした[7]。また同時に，鉄と TNF-α の存在下においてのみヒドロキシルラジカルの産生増加が認められた。このことから，高サイトカイン血症，特に高 TNF-α 血症状態にある血液透析患者では血管内皮細胞に「鉄の囲い込み」が生じやすく，酸化ストレスを介して動脈硬化・血管障害の一因となる可能性があると考えられる。

このように高サイトカイン血症の存在下では，鉄輸送蛋白の調節異常により鉄の細胞内への偏在化「鉄の囲い込み」が起こる可能性があり，これらの輸送蛋白は全身の細胞で発現しているため，同じような現象が起こっている可能性があることを報告している[8,9,10]（図1）。

慢性疾患に伴う貧血（anemia of chronic disease：ACD）も，鉄の偏在化の一徴候である。感染症による貧血では，体内から鉄が喪失することなく，赤血球中のヘモグロビン由来の鉄および血清中のトランスフェリン結合鉄が炎症性サイトカインおよびヘプシジンにより網内系に囲い込まれ，血清鉄および TSAT の低下とともに血清フェリチンが上昇してくる。この現象は，TNF-α および IL-6 をはじめとする炎症性サイトカインの上昇によるマクロファージの活性化により，多くの赤血球が貪食されるとともにヘプシジン発現亢進も関与することで鉄が網内系をはじめとする種々の細胞内に囲い込まれ，「鉄の再利用の系」が障害されたためと考えられる。

私たちは，CKD 患者における「鉄の囲い込み」に加えて Nramp1 や frataxin（ミトコンドリアで鉄を調節）の発現低下を認めており，これらの鉄代謝障害として"Dysregulation of Iron metabolism in the Mitochondria, Endosomes and plasma membrane, which induces its Sequestration"（DIMES 症候群）の概念を提唱している（Nakanishi T, at al：Contrib Nephrol 2015；185：22-31）。

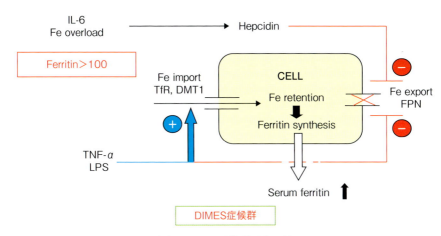

図1 CKD患者における鉄代謝異常"鉄の囲い込み"

鉄の蓄積により，細胞内でのhydroxyl radical産生が亢進する。
TNF-αおよびlipopolysaccharide（LPS）はIRP-IREシステムを介したTfR, DMT1, FPNの翻訳を障害することにより，取り込みの増加と汲出しの抑制につながる。HepcidinはFPNの分解を介して細胞内鉄の汲出しを抑制する。

(Nakanishi T, et al：Importance of ferritin for optimizing anemia therapy in chronic kidney disease. Am J Nephrol 2010；32：439-446 [10]より引用，改変)

3 鉄代謝異常と心血管事象

　高ヘプシジン血症，高サイトカイン血症により種々の細胞内に鉄が囲い込まれた場合，細胞内遊離鉄の増加により酸化ストレスが亢進し障害が起こりやすい。例えば，血管周囲に浸潤したマクロファージや血管内皮細胞に鉄が沈着し，内皮機能障害や動脈硬化が促進されると考えられる。

　動脈硬化度の指標である脈波伝導速度（pulse wave velocity：PWV）を決定する因子の検討でも，「鉄の囲い込み」の促進因子であるヘプシジンおよびTNF-αが選択され，それらの重要性が明らかになっている[11]。そのため，血管内皮・平滑筋細胞およびその周囲のマクロファージへの鉄の蓄積が，透析患者の血管の硬度と関連する可能性が考えられる[12,13]（図2・3）。また，透析患者のヘプシジンと心血管事象を検討した研究では，ヘプシジンを三分位に分けた場合，高い群で心血管事象の増加が有意に高いことが報告されている[14]。ヘプシジンが動脈硬化巣で鉄の蓄積を促

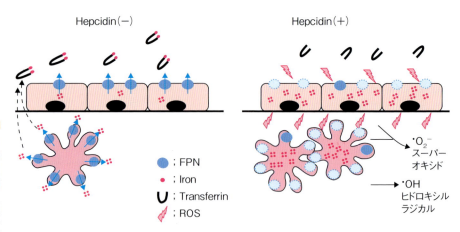

図2 ヘプシジンと心血管病

ヘプシジンにより血管細胞や浸潤したマクロファージにおいて「鉄の囲い込み」が起こり、酸化ストレスを介して血管を傷害する。

(Nakanishi T, et al：Hepcidin：another culprit for complications in patients with chronic kidney disease? Nephrol Dial Transplant 2011；26：3092-3100 [8]より引用)

進するとの報告や，鉄剤を投与されている透析患者では血清フェリチン値や鉄剤投与量の増加に伴い内頸動脈肥厚度が増加するという報告もある。動脈硬化度とカルシウム・リン代謝異常によるメンケベルグ型血管石灰化（中膜石灰化）との関連性は明らかではあるが，促進因子として酸化ストレスとの関係がすでに報告されており，鉄の関与を疑った[15]。大動脈血管平滑筋細胞を用いた基礎研究ではあるが，細胞培養液への鉄とTNF-αの添加により石灰化が促進されることを我々は報告しており，鉄による酸化ストレス亢進が石灰化のメカニズムに関連する可能性が高いと考えている[8,16]。

4 鉄代謝異常と感染症

病原微生物でも，DNA合成のためには鉄を含む酵素であるリボヌクレオチドリダクターゼが必須である。そのため感染症と鉄の関係としては，細菌の増殖においても鉄の可用性が大きく影響を与える。基礎的研究からは，宿主（host）であるヒトから細菌が鉄を摂取するメカニズムとして，細菌がシデロフォア（高親和性鉄キレート物質）を放出してヒトのトランスフェリン結合鉄を奪取し，菌体内に取り込

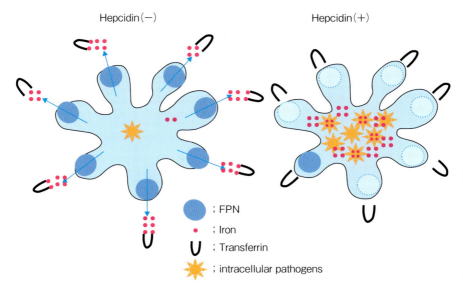

図3 ヘプシジンによる感染への影響

マクロファージに貪食された細菌は囲い込まれた鉄の供給を受け，増殖が促進する。

(Nakanishi T, et al：Hepcidin：another culprit for complications in patients with chronic kidney disease? Nephrol Dial Transplant 2011；26：3092-3100 [8] より引用)

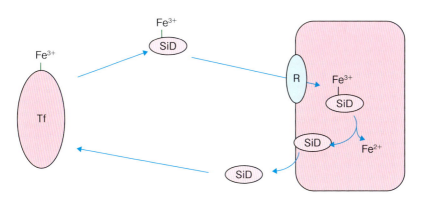

図4 シデロフォアを用いたトランスフェリン結合鉄の獲得

① シデロフォア（siderophores：SiD）（鉄のキレート物質）の産生と放出。② トランスフェリン（Tf）鉄結合部位での蛋白分解による亀裂。③ 特異的菌体表面受容体（R）の発現。④ 還元（$Fe^{3+} \rightarrow Fe^{2+}$）。シデロフォアは Tf より Fe^{3+} への親和性が高い。

むメカニズムが知られている（図4）。

　細菌は主として，宿主の細胞外で増殖するものと細胞内の環境で増殖しやすいものに分けられ，細胞内病原体と細胞外病原体と呼べるかもしれないが，実際には明確に区別できないものもある。例えば，黄色ブドウ球菌は主として細胞外で増殖するだけでなく，多くの哺乳動物の細胞内で増殖することが知られている。細菌は免疫細胞により攻撃され，貪食後さらにライソゾーム内で分解される。ただし，細胞内病原体とされる Yersinia, Salmonella, Listeria, Shigella, Legionella, Mycobacterium はマクロファージの中での分解を逃れて生息し続ける。

　感染に伴い IL-6 などが放出されると，ヘプシジン産生を介して鉄が細胞内に囲い込まれる。鉄の囲い込みは必ずしも生体にとって不利なことではなく，細胞外病原体においてもその増殖が鉄の供給に依存しているため，「鉄の囲い込み」は宿主との鉄の奪い合いの結果ということになる。宿主では，これらの自ら不利になる細胞・病原体への鉄供給を低下させるために，鉄を網内系などの細胞に囲い込むと考えられ，特に感染症などの急性炎症では目的に叶っている[17]。

　一方，細胞内病原体では事情が異なり，細胞内での増殖にはヘプシジンにより鉄が囲い込まれるほうが増殖に有利になってくる。細胞から鉄を汲み出すフェロポーチンの機能が欠損したマウスや，ヘプシジンの投与によりフェロポーチン発現が減少した場合では，細胞内鉄の増加が起こるが，マクロファージに貪食された後その中で生息する細菌（結核菌・サルモネラ菌など）の増殖が活性化されることが知られており，易感染性を惹起する可能性が示唆されている[17, 18]。鉄過剰状態ではヘプシジンが高値になることが予測され，全身での豊富な鉄とヘプシジンによる「鉄の囲い込み」のために，細胞内での増殖が進展することになる[17]。以前から，結核菌

MEMO

★ ヘプシジン高値は感染症に有利ではない?!

　ヘプシジンは当初，肝臓由来の抗菌ペプチドとして発見され，高値であることが感染症予防に有効ではないかと考えられてきた。しかし，実際の血中濃度では必ずしも静菌作用は認められず，むしろ鉄の囲い込みの問題が出てくるので，結核菌を含むマイコバクテリウムなどの細胞内病原体（マクロファージなどの細胞内で生息）の増殖には有利に働いてしまう。そのため，血清ヘプシジンが高値または血清フェリチン値が高値の場合は，感染症に対してより注意が必要となる。

などの増殖は鉄過剰状態で有利であるとされており，透析患者における結核の有病率が高いことからも鉄の管理が重要である[19, 20]。

また，透析患者では多核白血球において抗菌作用を有するとされるラクトフェリンの分泌低下や Nramp1 の発現が低下していることを報告しており，late endosome に存在する細胞内病原体への鉄供給を十分に遮断することができないため易感染性の原因となっている可能性がある[21]（Ⅱ.2.6 参照）。

5 貯蔵鉄と有害事象の関係の観察研究

鉄投与および鉄貯蔵量と患者予後に関する検討は，ランダム化比較試験（RCT）がなされていないため，前向きの観察研究によるエビデンスに頼ることになる。我々が実施した研究は二つあり，Nishinomiya study は兵庫医科大学関連の透析施設を中心に，TRAP study は全国 9 大学の関連施設の協力で実施された研究である[22, 23]。前者（図 5・6）は，血清フェリチン値が 100 ng/mL を超えた患者では，約 10 年間の観察において全死亡および心血管病の発症が有意に高いことを報告している。また後者（表 1）では，血清フェリチンの変動と脳心血管系イベント・感染・入院や死亡のリスクを検討し，血清フェリチン値が 100 ng/mL 未満を持続する患者のイベント発生が少ないことを報告している。

The Dialysis Outcomes and Practice Patterns Study（DOPPS）研究の中で，日本人血液透析患者における血清フェリチンと有害事象の関係を検討した研究が報告されている[24]。CRP（≧ 0.3 mg/dL）の高い炎症が疑われる患者と，そうでない患者に分けて検討されている。炎症のない患者において，全死亡に関して血清フェリチン値との関係は U 字カーブを呈しており，血清フェリチン値が 50 ng/mL 未満の患者と 200 ng/mL 以上の患者の予後が悪い。一方，心血管事象による入院は CRP の高さに関係なく，血清フェリチン値が高くなるほど頻度が増加する結果である。解釈は難しいが，少なくとも血清フェリチン値は心血管系のイベントとは関連していることが疑われる。また，血清フェリチン値 50 ng/mL 未満の患者の死亡原因が明らかにされていないが，消化管出血などの要因も考慮する必要がある。

日本透析医学会統計調査の結果を用いた研究では，全死亡・心血管死亡のいずれも見かけ上は血清フェリチン値の上昇に伴い増加する[25]。この報告では，鉄欠乏が強く疑われる血清フェリチン値 20 ng/mL 未満でも，むしろハザード比は低い。

米国の透析グループである DaVita の 2001 年から 2003 年にかけての 2 年間の前向きデータを用いて，血清フェリチン等と全死亡および心血管死との関連を検討し

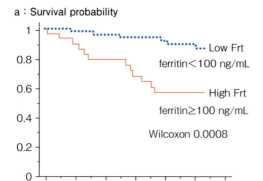
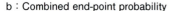
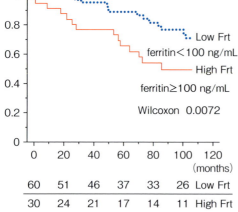
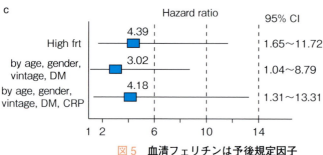

図5　血清フェリチンは予後規定因子

(Hasuike Y, et al：Serum ferritin predicts prognosis in hemodialysis patients：the Nishinomiya study. Clin Exp Nephrol 2010；14：349-355 [22]より引用)

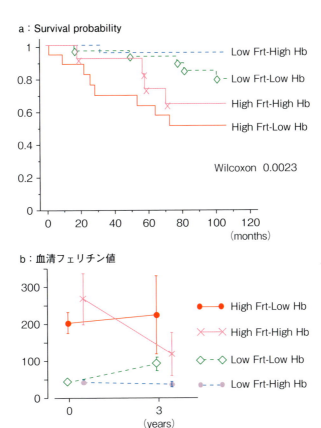

図6 血液透析患者における血清フェリチン（100 ng/mL以上と未満），ヘモグロビン（10 g/dL以上と未満）で分別後の予後（a），観察開始時と3年後における各群でのフェリチン変化（b）

(Hasuike Y, et al：Serum ferritin predicts prognosis in hemodialysis patients：the Nishinomiya study. Clin Exp Nephrol 2010；14：349-355 [22]より引用)

た報告がなされている．著者らの結論は，種々の統計学的調整を行うと血清フェリチン 800 ng/mL 以上の死亡リスクは malnutrition-inflammation complex syndrome（MICS）による交絡因子によるものとしている．しかし，実際のデータの中で血清フェリチン値が低い領域をみると，血清フェリチン値 50 ng/mL 未満の患者の全死亡および心血管死亡は低いことが示されている．米国ではこのような結果は無視さ

イベント	フェリチン変動	ハザード比	（95%CI）	p値
	L（対照群）	1		
脳・心血管系	L-H	1.53	(0.58～4.02)	0.389
	H	2.22	(1.07～4.63)	0.033
	H-L	2.16	(0.9～5.23)	0.086
	HA	1.77	(0.74～4.27)	0.201
感染症	L-H	1.38	(0.94～2.01)	0.096
	H	1.76	(1.29～2.4)	<0.001
	H-L	1.57	(1.09～2.28)	0.016
	HA	1.2	(0.84～1.72)	0.31
入院	L-H	1.59	(1.10～2.28)	0.013
	H	0.85	(0.57～1.25)	0.403
	H-L	1.08	(0.71～1.65)	0.711
	HA	1.32	(0.91～1.91)	0.141
死亡	L-H	6.18	(1.99～19.12)	0.002
	H	2.28	(0.70～7.47)	0.174
	H-L	3.15	(0.86～11.52)	0.083
	HA	3.75	(1.15～12.28)	0.029
総イベント	L-H	1.43	(1.09～1.87)	0.01
	H	1.32	(1.02～1.71)	0.035
	H-L	1.35	(1.01～1.82)	0.043
	HA	1.38	(1.05～1.80)	0.02

High：100 ng/mL以上
Low：100 ng/mL未満

H=High持続
L=Low持続
L-H=Low→Highへ移行
H-L=High→Lowへ移行
HA=High amplitude fluctuation（HとLの変動）

表1 フェリチン変動別イベント発生率（時間依存型比例ハザードモデル）
ヘモグロビン・アルブミン・CRP・年齢・性別・原疾患で補正。

(Kuragano T, et al：Association between hemoglobin variability, serum ferritin levels, and adverse events/mortality in maintenance hemodialysis patients. Kidney Int 2014；86：845-854 [23]より引用)

　れて，現在ではほとんどの患者に鉄剤が投与されていると考えられる[26]。
　また，保存期CKD（stage 3, 4）患者への鉄補充における経口および経静脈的投与を比較した研究（REVOKE研究）では，心血管イベントおよび感染症に関する重篤な有害事象は経静脈的投与に関連していることが報告されている[27]（図7）。様々な

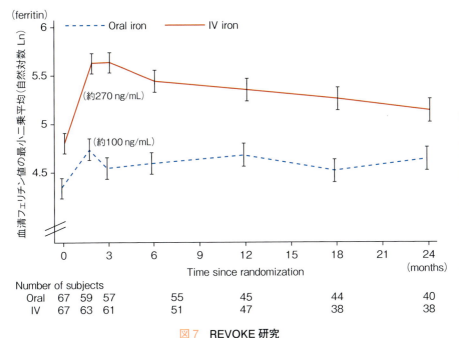

図7 REVOKE 研究

無作為化二群分けの後，8週間経口的または経静脈的に鉄剤投与を行う。経静脈的投与群のフェリチン値は経口群より2〜3倍高い。投与期間終了後の8週目には，経口で血清フェリチン値はおよそ100 ng/mL，経静脈的投与では270 ng/mLに達する。

(Agarwal R, et al：A randomized trial of intravenous and oral iron in chronic kidney disease. Kidney Int 2015；88：905-914 [27]より引用)

議論がなされているが，この中で私が注目したのは血清フェリチン値の推移であり，経口投与ではほとんど血清フェリチン値（およそ100 ng/mL）に変化がないのに対して，経静脈的投与では2倍以上（およそ270 ng/mLまで）に上昇していることである。

我々の前向き観察研究の結果と同様に，上述した多くの研究でも，血清フェリチン値が100〜200 ng/mLを超える場合に心血管イベントや全死亡に影響を与える可能性がある。ただし，前向きランダム化比較試験（RCT）が行われていないため「鉄剤の過量投与により危険性が増大する」ことは推定の域を出ないが，「危険性の懸念が否定できない」ため，不必要にフェリチンを上昇させることには注意したい。

文 献

1) Slotki I, Cabantchik ZI : The labile side of iron supplementation in CKD. J Am Soc Nephrol 2015 ; 26 : 2612-2619
2) Hershko C : Pathogenesis and management of iron toxicity in thalassemia. Ann N Y Acad Sci 2010 ; 1202 : 1-9
3) Siddique A, Kowdley KV : Review article : the iron overload syndromes. Aliment Pharmacol Ther 2012 ; 35 : 876-893
4) Gozzelino R, Arosio P : Iron homeostasis in health and disease. Int J Mol Sci 2016 ; 17 : E130
5) Otaki Y, Nakanishi T, Hasuike Y, et al : Defective regulation of iron transporters leading to iron excess in the polymorphonuclear leukocytes of patients on maintenance hemodialysis. Am J Kidney Dis 2004 ; 43 : 1030-1039
6) Ludwiczek S, Aigner E, Theurl I, et al : Cytokine-mediated regulation of iron transport in human monocytic cells. Blood 2003 ; 101 : 4148-4154
7) Nanami M, Ookawara T, Otaki Y, et al : Tumor necrosis factor-alpha-induced iron sequestration and oxidative stress in human endothelial cells. Arterioscler Thromb Vasc Biol 2005 ; 25 : 2495-2501
8) Nakanishi T, Hasuike Y, Otaki Y, et al : Hepcidin : another culprit for complications in patients with chronic kidney disease? Nephrol Dial Transplant 2011 ; 26 : 3092-3100
9) Nakanishi T, Kuragano T, Kaibe S, et al : Should we reconsider iron administration based on prevailing ferritin and hepcidin concentrations? Clin Exp Nephrol 2012 ; 16 : 819-826
10) Nakanishi T, Kuragano T, Nanami M, et al : Importance of ferritin for optimizing anemia therapy in chronic kidney disease. Am J Nephrol 2010 ; 32 : 439-446
11) Kuragano T, Itoh K, Shimonaka Y, et al : Hepcidin as well as TNF-α are significant predictors of arterial stiffness in patients on maintenance hemodialysis. Nephrol Dial Transplant 2011 ; 26 : 2663-2667
12) Drüeke T, Witko-Sarsat V, Massy Z, et al : Iron therapy, advanced oxidation protein products, and carotid artery intima-media thickness in end-stage renal disease. Circulation 2002 ; 106 : 2212-2217
13) Stadler N, Lindner RA, Davies MJ : Direct detection and quantification of transition metal ions in human atherosclerotic plaques : evidence for the presence of elevated levels of iron and copper. Arterioscler Thromb Vasc Biol 2004 ; 24 : 949-954
14) van der Weerd NC, Grooteman MP, et al ; CONTRAST Investigators : Hepcidin-25 is related to cardiovascular events in chronic haemodialysis patients. Nephrol Dial Transplant 2013 ; 28 : 3062-3071
15) Yamada S, Taniguchi M, Tokumoto M, et al : The antioxidant tempol ameliorates arterial medial calcification in uremic rats : important role of oxidative stress in the

pathogenesis of vascular calcification in chronic kidney disease. J Bone Miner Res 2012 ; 27 : 474-485
16) Kawada S, Nagasawa Y, Kawabe M, et al : Iron-induced calcification in human aortic vascular smooth muscle cells through interleukin-24 (IL-24), with/without TNF-alpha. Sci Rep 2018 ; 8 : 658
17) Nakanishi T, Kuragano T, Nanami M, et al : Iron localization and infectious disease in chronic kidney disease patients. Am J Nephrol 2016 ; 43 : 237-244
18) Drakesmith H, Prentice AM : Hepcidin and the iron-infection axis. Science 2012 ; 338 : 768-772
19) Johnson EE, Wessling-Resnick M : Iron metabolism and the innate immune response to infection. Microbes Infect 2012 ; 14 : 207-216
20) Al-Efraij K, Mota L, Lunny C, et al : Risk of active tuberculosis in chronic kidney disease : a systematic review and meta-analysis. Int J Tuberc Lung Dis 2015 ; 19 : 1493-1499
21) An X, Mohandas N : Erythroblastic islands, terminal erythroid differentiation and reticulocyte maturation. Int J Hematol 2011 ; 93 : 139-143
22) Hasuike Y, Nonoguchi H, Tokuyama M, et al : Serum ferritin predicts prognosis in hemodialysis patients : the Nishinomiya study. Clin Exp Nephrol 2010 ; 14 : 349-355
23) Kuragano T, Matsumura O, Matsuda A, et al : Association between hemoglobin variability, serum ferritin levels, and adverse events/mortality in maintenance hemodialysis patients. Kidney Int 2014 ; 86 : 845-854
24) Shoji T, Niihata K, Fukuma S, et al : Both low and high serum ferritin levels predict mortality risk in hemodialysis patients without inflammation. Clin Exp Nephrol 2017 ; 21 : 685-693
25) Maruyama Y, Yokoyama K, Yokoo T, et al : The different association between serum ferritin and mortality in hemodialysis and peritoneal dialysis patients using Japanese nationwide dialysis registry. PLoS One 2015 ; 10 : e0143430
26) Kalantar-Zadeh K, Regidor DL, McAllister CJ, et al : Time-dependent associations between iron and mortality in hemodialysis patients. J Am Soc Nephrol 2005 ; 16 : 3070-3080
27) Agarwal R, Kusek JW, Pappas MK : A randomized trial of intravenous and oral iron in chronic kidney disease. Kidney Int 2015 ; 88 : 905-914

腎性貧血治療

VIII 腎性貧血治療

① 本邦では，欧米よりかなり少ない鉄の使用量・貯蔵量で同程度のヘモグロビン値を維持している。
② 赤血球造血刺激因子製剤（ESA）低反応性を有するCKD患者に対してESAを過量投与することにより，むしろ心血管系イベントの発症を増加させる。
③ ESA低反応性に対して，過量の鉄剤投与や鉄貯蔵量の増加は予後を悪化させる。
④ 腎性貧血の原因は，腎におけるエリスロポエチン産生低下のみならずヘプシジン高値による鉄利用障害がある。

慢性腎臓病（CKD）に伴う貧血の原因としては，ヘモグロビン（Hb）濃度低下に応じた腎からのエリスロポエチン（EPO）産生が不十分であることが主因とされ，さらに，二次性副甲状腺機能亢進症に伴う骨髄線維化，炎症性サイトカインの増加などによる造血障害のみならず，造血に必要な鉄の供給が何らかの原因で不十分になっていることが考えられている。最近我々は，CKDモデルマウスにおいては血清のEPO濃度の低下を認めず，むしろ赤芽球細胞におけるトランスフェリン受容体発現の低下が貧血を引き起こす可能性を報告している[1]。この研究からは，赤芽球細胞においても慢性腎不全に起因する鉄代謝障害が起こっているのではないかと考えられる。

腎性貧血は，ヘモグロビンの低下により全身へ供給される酸素が減少することでQOLの低下や心血管合併症，認知機能低下などにはじまり，入院・死亡の危険性が高まる。1990年から，ヒト組換えエリスロポエチン製剤（recombinant human EPO：rHuEPO）が臨床応用できるようになったが，その登場以前は，腎性貧血に対する治療法は鉄剤・ビタミン剤・蛋白同化ホルモンの投与に限られており，十分な効果が認められない場合には輸血を選択する以外に方法はなかった。rHuEPOの貧血改善効果の有効率は極めて高く，輸血の必要性は激減し，それに伴う鉄過剰症やウイルス性肝炎も抑制され，ヘモグロビン上昇に伴うQOL改善とともに生命予後を著し

く改善させた。

さらに，造血を促進する物質は総称して赤血球造血刺激因子（erythropoiesis stimulating agents：ESA）と呼ばれるようになった。rHuEPO に改良を加えた薬剤として，本来の EPO 構造に糖鎖を付加したダルベポエチンや，methoxy polyethylene glycol を化学的に結合させたエポエチン ベータ ペゴルが登場し，血中半減期が従来の rHuEPO に比して 5～10 倍長くなり，さらなる投与間隔の延長を可能にしている[2]。しかし，ESA 低反応性を有する患者の予後が不良であること，ESA の過量投与との関連性が指摘されている。鉄剤の優先的な使用を推奨するガイドラインも登場しているが，適切な腎性貧血治療のためには ESA と鉄剤の投与量のバランスと，患者個々の目標ヘモグロビンが重要になってきていると考えられる。

1 大規模臨床試験からの警告

CKD 患者の腎性貧血は，ESA の登場により解決されるものと考えられていた。ESA 製剤を十分に使用して健常者と同等のヘモグロビン濃度を目標にした多くの大規模ランダム化比較臨床試験が，製薬会社のサポートを受けて実施された。これらの研究において，ヘモグロビンの正常化を目指すことでは，必ずしも生命予後および腎機能予後などにおいて有効な結果が得られず，むしろ予後不良である場合もあることが報告されてきた[3]。

血液透析患者の腎性貧血治療について，大規模無作為割付比較試験である Normal Hematocrit Cardiac Trial（NHCT 研究）の結果が 1998 年に米国から報告されている[4]。この研究は心疾患を有する血液透析患者を対象として実施され，ヘマトクリット値 42％ という正常化を目指した群のほうが，30％ を目指した群に比して非致死性の心筋梗塞の発症率が高かったため，研究が中止になっている。また 2006 年には，保存期腎不全患者におけるヘモグロビン値を，11.0～12.5 g/dL という緩やかな改善群と，13.0～15.0 g/dL という正常値レベルまでの回復群に分けて比較し追跡検討した研究が 2 報報告されたが，正常値までの回復群は心血管系イベントの発症を改善しない（CREATE 研究），あるいはむしろ悪化させる（CHOIR 研究）という結果であった[5,6]。貧血の完全な回復で心肥大に有益性が認められず，むしろ心血管系イベントを悪化させている（CHOIR 研究）ことが注目される[5]。また CREATE 研究では，正常値レベルまでのヘモグロビン回復群のほうが QOL の改善度は大きいとしているのに対して，CHOIR 研究ではまったく改善せずとしているが，その評価法の違いなどの要因も考えられる。

当初は，血圧の上昇，貧血改善に伴う血小板粘着能の増加などがイベント発症に関与した可能性も指摘されてきた。これらの研究のサブ解析から，目標とした貧血改善効果が得られなかった rHuEPO 製剤の高用量使用例，すなわち「低反応例」でこれらイベントの発症が多いことが示された。特に注目すべき点は，貧血の完全な回復で心肥大に有益性が認められず，むしろ心不全を悪化させていることである[7,8]。ESA 低反応性については，より高用量の ESA が使用されることによる異常に高いEPO 濃度の peak により，内皮機能障害，血圧上昇，血栓症や炎症の原因となる可能性も考えられている[9,10]。

これらの結果に基づき，米国 FDA（US Food and Drug Administration）は 2007 年，ESA 使用に対して "Black Box Warning"（処方箋医薬品のリスクの可能性についての警告文の一つで，医学的に深刻な，時には生命に関わる副作用を惹き起こす

> **MEMO**
>
> ★ **ESA低反応性の病態に鉄剤を投与すると改善するか？**
>
> 　現在の米国では，Black Box Warning および ESA 治療の bundling 化（注：血液透析患者の管理費用に ESA および鉄剤による治療を包括化すること）を受けて，腎性貧血治療では ESA 低反応性を改善させるために鉄剤投与が有効であるとの考え方から，鉄剤の使用が増えているものと思われる。特に，血液透析に導入されると大量の血液喪失により鉄欠乏が促進されるので，前もって鉄欠乏を予防する必要があるとの考え方である。
>
> 　TRAP 研究において，鉄の貯蔵量および鉄剤投与が脳心血管系イベント・感染・入院・死亡などの有害事象と関連するかどうかの解析が報告されている[11]（表1）。ESA 低反応性の患者における鉄貯蔵量の増加（血清フェリチン値＞100 ng/mL）および比較的大量の鉄剤投与（週 50 mg 以上の経静脈的投与）は，それぞれ，ESA 低反応性で鉄貯蔵が少ない患者，または鉄投与量が少ない患者に比して予後不良である。そのため，鉄剤を投与してESA 低反応性を改善しようとする試みは，必ずしも患者予後を改善するものではないと筆者は考える。そのため，鉄利用障害の問題点も加味して考える必要がある。もちろん，鉄貯蔵量の減少している血清フェリチン値 50 ng/mL 未満の患者への鉄投与は，有効である可能性が高い。
>
> 　実際の臨床現場では，ESA 低反応性の場合には ESA および鉄剤が増量される傾向がある。これまでの臨床研究からは，いずれも過量では合併症の危険性を増加させる可能性があり，それぞれの適量および目標ヘモグロビン値を決めるための前向き臨床研究が必要である。

表1

a:ESA反応性と貯蔵鉄が複合イベントに及ぼすリスク

Composite events	Categories	Hazard ratio (95%CI)		p value
	ERI≧280, Frn<100	1.00		
	ERI≧280, Frn≧100	2.09	(1.06〜4.11)	0.033
	ERI<280, Frn<100	0.81	(0.39〜1.72)	0.592
	ERI<280, Frn≧100	1.25	(0.49〜3.18)	0.640

b:ESA反応性と鉄補充量が複合イベントに及ぼすリスク

Composite events	Categories	Hazard ratio (95%CI)		p value
	ERI≧280, low IV iron	1.00		
	ERI≧280, high IV iron	1.76	(1.05〜2.96)	0.032
	ERI<280, low IV iron	0.85	(0.60〜1.22)	0.380
	ERI<280, high IV iron	0.37	(0.09〜1.49)	0.163

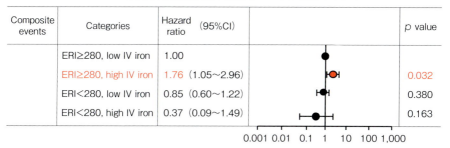

ESA低反応性を有する血液透析患者において,貯蔵鉄増加(a)・鉄剤投与(b)は有害?
ERI:ESA反応性指数,Frn:血清フェリチン値,high IV iron:週50mg以上の経静脈的鉄剤投与。

(Kuragano T, et al: ESA hyporesponsiveness is associated with adverse events in maintenance hemodialysis (MHD) patients, but not with iron storage. PLoS One 2016; 11: e0147328 [11] より引用)

リスクを伴うことを示す場合に警告の文面が黒枠で囲まれる)として警告した。その後,米国ではESA使用が減っており,代わりにESA低反応性の最も多い原因が鉄欠乏であることから鉄剤の投与が増えてくる結果となっている。

ただし,NHCT研究では,高ヘマトクリット群のほうが鉄剤の投与をより多く受けていることが記載されており,他の研究でも高ヘモグロビン群での鉄投与が増えている。鉄の過剰が,酸化ストレス亢進による心血管系イベントの増加や腎間質の炎症を惹起して,腎障害を促進させた可能性も否定できない[3]。

表2 CKD患者における鉄投与基準:各(国)ガイドライン

協議機関	開始基準	中止基準
KDIGO (2012)	ESA未投与・治療中ともに ・FRT＜500かつTSAT＜30%	FRT≧500かつ TSAT≧30%
ERBP (2013)	ESA治療中 ・FRT＜300かつTSAT＜30%	FRT≧500かつ TSAT≧30%
Canadian Guideline (2013)	FRT＜500かつTSAT＜30%	なし
NICE (2015)	・FRT＜100 ・TSAT＜20%（unless FRT＞800） ・HRC＜6%（unless FRT＞800）	FRT 500〜800
日本透析医学会 (2015)	ESA治療中 ・FRT＜100 かつ/または TSAT＜20%	FRT≧300

FRT:フェリチン値, TSAT:トランフェリン飽和度, ERBP:European Renal Best Practice, NICE:The National Institute for Health and Care Excellence(英国)

2 腎性貧血治療の現状─海外と日本の対比

　現在,国際的な腎性貧血治療ガイドラインの多くは,血清フェリチン値やTSATを用いて鉄補充を考慮することを推奨している。ただし,先述のように一般的に鉄欠乏や過剰を論じるガイドラインにおいても,CKDおよび末期腎不全は別であるがごとく,「末期腎不全患者ではhigh-quality evidence(上品質のエビデンス)に基づいたガイドライン(筆者注:おそらくKDIGOガイドラインを指す)がこれらの患者の鉄投与方法を導いている」などの記載があり,例外とされ明確に記述されない傾向にある[12]。また,鉄欠乏の基準についても,一般集団(非CKD患者)では血清フェリチン値20〜40 ng/mLとなっているにもかかわらず,CKD患者では100〜200 ng/mLとなっている[13]。透析患者における鉄の適正な状態を明確に規定した報告は少なく,またガイドライン間でも鉄補充の基準には相違が認められる(表2)。鉄代謝を調節するメカニズムは同じであるのに,「なぜ透析患者が特別扱いされるのか」が説明されていない。もし大きな違いを指摘するなら,血液透析の導入に引き続いて大量の鉄剤が投与されることにより,本邦と欧米とのベースラインにおける大きな病態変化,すなわち患者の鉄貯蔵量の大きな相違があると考えるべきである。
　米国では,2007年3月のBlack Box Warningおよび2010年8月の透析医療にお

けるESA治療のbundling化（包括化）の発表に伴い，経静脈的鉄剤の投与量は増加しており，実際の平均フェリチン値も上昇傾向にある．そのため，鉄剤の過剰投与に伴って多くの患者が医原性鉄過剰症に陥っている可能性も懸念されている[14]．また先述のように，血液透析に導入されると"ダイアライザや回路内への残血，定期的な採血そして消化管への失血により鉄が喪失するため鉄欠乏に陥りやすい"との妄信があり，導入早期から経静脈的に鉄剤投与を積極的に行い「鉄欠乏を予防する」，または「鉄貯蔵量を充足させておく」という治療方針をとっていることが一般的である（Ⅵ.1 MEMO参照）．実際，65歳以上の糖尿病を有する白人男性の透析患者の報告ではあるが，血液透析導入3カ月間に月平均約500 mgの鉄剤が投与されている[15]（図1）．1994年以降の経過でも，米国の透析患者の血清フェリチン値は徐々に上昇してきており，最近ではKDIGOのガイドラインが推奨している基準をはるかに超え，2014年には平均血清フェリチン値は800 ng/mLに達している[16]（図2）．

DOPPS研究においても，日本での血清フェリチン値は低いことが報告されている[17]．また，日本透析医学会が発表している「2012年度版わが国の慢性透析療法の現況」では，日本の透析患者の血清フェリチン値は約9割が300 ng/mL未満，約6割が

> **MEMO**
>
> ★ 海外と日本の臨床研究の結果が相反するわけは？
>
> 　海外では，鉄剤の投与による予後を検討する前向き研究が実施されているが，イベント発生に影響を与えないとの結果である（Macdougall IC, et al：Nephrol Dial Transplant 2014；29：2075-2084）．予後を解析する場合は，同じ用量の同じ鉄剤が投与されたとしても，投与前の鉄動態の把握が必須である．鉄が吸収および利用される過程においては，ヘプシジン-フェロポーチン系が重要な働きを果たしている．私たちの観察研究から得られた結果である「血清フェリチン値が100 ng/mLを超えると種々の合併症を伴う危険性が高まり，予後不良となる」を適応すると，欧米での研究ではベースラインの血清フェリチン値がすでに100～200 ng/mLを超えた患者も多い[19,20]．また第Ⅳ章の図2から考えても，血清フェリチン値が100を超えてくるとヘプシジン-フェロポーチン系による「鉄の囲い込み」が強く起こりうると考えられる．このような患者にさらに鉄剤を投与してヘプシジン値が上昇しても「鉄の囲いこみ」の程度には大きな変化がないため，それ以上のフェリチン値を比較しても予後に影響を与えないのかもしれない．

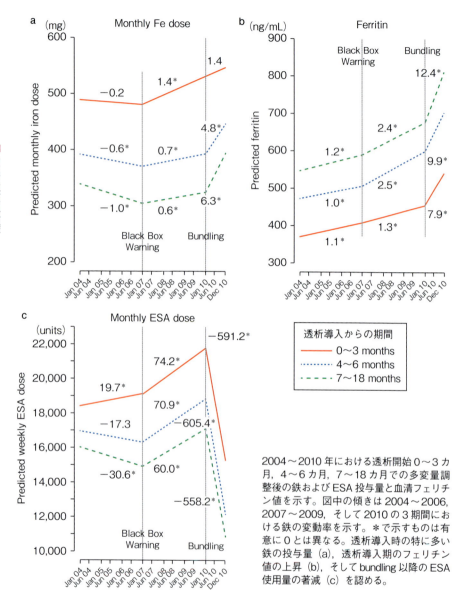

図1 米国の中規模の透析供給グループでの透析歴別の鉄投与量(a)・フェリチン(b)・ESA投与量(c)の変化と変化率(65歳以上の糖尿病を有する白人男性)

(Miskulin DC, et al：Trends in anemia management in US hemodialysis patients 2004-2010. BMC Nephrol 2013；14：264 [15]より引用)

2004〜2010年における透析開始0〜3カ月，4〜6カ月，7〜18カ月での多変量調整後の鉄およびESA投与量と血清フェリチン値を示す。図中の傾きは2004〜2006，2007〜2009，そして2010の3期間における鉄の変動率を示す。＊で示すものは有意に0とは異なる。透析導入時の特に多い鉄の投与量(a)，透析導入期のフェリチン値の上昇(b)，そしてbundling以降のESA使用量の著減(c)を認める。

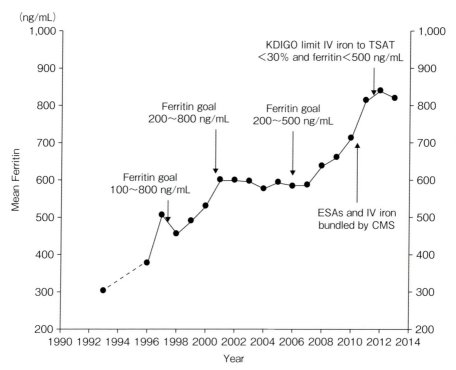

図2 米国における平均血清フェリチン濃度の時間的推移

Data sources include the ESRD Core Indicators Project, the USRDS, the Dialysis Outcomes Practices Patterns Study, the Network 11 ELab Project, and the Medicare Clinical Performance Measure Reports.13, 15, 16, 86.
CMS：Centers for Medicare Medicaid Services
ESRD：end-stage renal disease
USRDS：the United States Renal Data System

(Charytan DM, et al：Considerations and challenges in defining optimal iron utilization in hemodialysis. J Am Soc Nephrol 2015；26：1238-1247 [16]より引用)

100 ng/mL 未満であり，欧米よりかなり低いレベルで鉄が管理されていることが分かる。特に2007年に比しても，血清フェリチン値はより低いほうへシフトしている。このように，日本ではより低い血清フェリチン値へのシフトにもかかわらずヘモグロビン濃度は欧米と比較して遜色のないレベルにまで上昇した原因としては，ヘプシジン低下作用が強いとされる長時間作用型ESAの普及が大きく寄与したものと筆者

は考えている[18]。

3 腎性貧血治療におけるESA治療と鉄代謝

　腎性貧血の原因としては，腎で産生されるEPOの減少が主因であり，ESA製剤により改善するものと考えられてきたが，腎機能障害に伴う多くの因子が貧血改善を妨げている可能性も考えられる。炎症性サイトカインによるマクロファージの活性化や，CKDに伴う骨ミネラル代謝障害（CKD-MBD）の他に，鉄代謝障害が重要となってくる。ヘプシジンをノックアウトしたマウスの最近の研究から，腎不全状態にしても著明な貧血が発現しないことが数多く報告され，ヘプシジンを介した鉄代謝障害の重要性は疑う余地もない[21]。ESA投与による貧血改善においても，赤芽球由来のエリスロフェロンが肝臓に働いてヘプシジン発現を低下させることが解明され，単にアポトーシスの抑制だけではなく，赤芽球分化にも鉄代謝が関与することが考えられている。腎性貧血治療においてESAが投与された場合，すべてのESAによるヘプシジン低下作用は同等ではなく，特にエポエチンアルファやエポエチンベータに比していわゆる長時間作用型のESA（ダルベポエチン，エポエチンベータ ペゴル）ではヘプシジン低下作用が顕著であることが報告されている[22,23]。このように，ヘプシジンの低下を目指して造血効率を上昇させる治療法を考案していく必要がある[24]。

　また現在，腎性貧血治療において治験中の低酸素誘導性因子（HIF）安定化薬（stabilizer）においては，EPOの増加作用による赤芽球産生に伴うエリスロフェロンの増加以外に，HIFの直接作用によりヘプシジン産生が低下することが明らかになっており，EPO産生だけでなく鉄代謝への直接作用からも興味深い。その効果に関しては治験の結果の発表を待つことになる。

　今後は，ESA投与だけでなく鉄代謝も考慮した治療法を考案していく必要があり，むやみに鉄剤を投与するのではなく，有効に利用させることに注意する必要がある[25,26]。

文　献

1) Kimura T, et al：Deregulated iron metabolism in bone marrow from adenine-induced mouse model of chronic kidney disease. Int J Haematol, 2018 (in press)
2) Del Vecchio L, Locatelli F：New treatment approaches in chronic kidney disease-associated anaemia. Expert Opin Biol Ther 2014；14：687-696
3) Winkelmayer WC：What caused excess strokes in patients randomized to darbepoetin in the trial to reduce cardiovascular events with Aranesp therapy (TREAT)？：no smoking

gun. Circulation 2011 ; 124 : 2805-2808
4) Besarab A, Bolton WK, Browne JK, et al : The effects of normal as compared with low hematocrit values in patients with cardiac disease who are receiving hemodialysis and epoetin. N Engl J Med 1998 ; 339 : 584-590
5) Singh AK, Szczech L, et al ; CHOIR Investigators : Correction of anemia with epoetin alfa in chronic kidney disease. N Engl J Med 2006 ; 355 : 2085-2098
6) Drueke TB, Locatelli F, et al ; CREATE Investigators : Normalization of hemoglobin level in patients with chronic kidney disease and anemia. N Engl J Med 2006 ; 355 : 2071-2084
7) Solomon SD, Uno H, Lewis EF, et al : Erythropoietic response and outcomes in kidney disease and type 2 diabetes. N Engl J Med 2010 ; 363 : 1146-1155
8) Badve SV, Hawley CM, Johnson DW : Is the problem with the vehicle or the destination? Does high-dose ESA or high haemoglobin contribute to poor outcomes in CKD? Nephrology (Carlton) 2011 ; 16 : 144-153
9) Koulouridis I, Alfayez M, Trikalinos TA, et al : Dose of erythropoiesis-stimulating agents and adverse outcomes in CKD : a metaregression analysis. Am J Kidney Dis 2013 ; 61 : 44-56
10) Del Vecchio L, Locatelli F : An overview on safety issues related to erythropoiesis-stimulating agents for the treatment of anaemia in patients with chronic kidney disease. Expert Opin Drug Saf 2016 ; 15 : 1021-1030
11) Kuragano T, Kitamura K, Matsumura O, et al : ESA hyporesponsiveness is associated with adverse events in maintenance hemodialysis (MHD) patients, but not with iron storage. PLoS One 2016 ; 11 : e0147328
12) Knovich MA, Storey JA, Coffman LG, et al : Ferritin for the clinician. Blood Rev 2009 ; 23 : 95-104
13) Peyrin-Biroulet L, Williet N, Cacoub P : Guidelines on the diagnosis and treatment of iron deficiency across indications : a systematic review. Am J Clin Nutr 2015 ; 102 : 1585-1594
14) Rostoker G, Vaziri ND, Fishbane S : Iatrogenic iron overload in dialysis patients at the beginning of the 21st century. Drugs 2016 ; 76 : 741-757
15) Miskulin DC, Zhou J, et al ; DEcIDE Network Patient Outcomes in End Stage Renal Disease Study Investigators : Trends in anemia management in US hemodialysis patients 2004-2010. BMC Nephrol 2013 ; 14 : 264
16) Charytan DM, Pai AB, et al ; the Dialysis Advisory Group of the American Society of Nephrology : Considerations and challenges in defining optimal iron utilization in hemodialysis. J Am Soc Nephrol 2015 ; 26 : 1238-1247
17) https://www.dopps.org/dpm/
18) Nakanishi T, Hasuike Y, Nagasawa Y, et al : Opposite extremes in hepcidin status between the US and Japan. Am J Med 2013 ; 126 : e11

19) KDOQI : KDOQI Clinical Practice Guidelines and Clinical Practice Recommendations for Anemia in Chronic Kidney Disease. Am J Kidney Dis 2006 ; 47 : S11-S145
20) Vaziri ND, Kalantar-Zadeh K, Wish JB : New options for iron supplementation in maintenance hemodialysis patients. Am J Kidney Dis 2016 ; 67 : 367-375
21) Akchurin O, Sureshbabu A, Doty SB, et al : Lack of hepcidin ameliorates anemia and improves growth in an adenine-induced mouse model of chronic kidney disease. Am J Physiol Renal Physiol 2016 ; 311 : F877-F889
22) Shoji S, Inaba M, Tomosugi N, et al : Greater potency of darbepoetin-α than erythropoietin in suppression of serum hepcidin-25 and utilization of iron for erythropoiesis in hemodialysis patients. Eur J Haematol 2013 ; 90 : 237-244
23) Kakimoto-Shino M, Toya Y, Kuji T, et al : Changes in hepcidin and reticulocyte hemoglobin equivalent levels in response to continuous erythropoietin receptor activator administration in hemodialysis patients : a randomized study. Ther Apher Dial 2014 ; 18 : 421-426
24) Auerbach M, Coyne D, Ballard H : Intravenous iron : from anathema to standard of care. Am J Hematol 2008 ; 83 : 580-588
25) Rishi G, Wallace DF, Subramaniam VN : Hepcidin : regulation of the master iron regulator. Biosci Rep 2015 ; 35 : e00192
26) Simpson RJ, McKie AT : Iron and oxygen sensing : a tale of 2 interacting elements? Metallomics 2015 ; 7 : 223-231

IX
おわりに

Ⅸ おわりに

　従来から，貧血の改善によりCKD患者のQOLや運動能だけでなく生命予後に関しても良くなるので，ヘモグロビンは高くなることが良いと考えられてきた．鉄剤を投与することによりヘモグロビンが上昇するため鉄剤の使用が適応と考えられがちであるが，ヘモグロビン産生に利用される鉄には限りがあり（無限に利用することはできない），また，体内に取り込まれた過剰な鉄を生理的に体外へ排泄する仕組みがないため，鉄剤投与を継続することにより体内赤血球以外の部位への蓄積増加が起こることになる．

　観察研究による血清フェリチン値と予後の関係をみると，血清フェリチン値が100 ng/mLを超えると心血管イベントが増加する．本邦での鉄剤投与に関するランダム化比較試験（RCT）はないが，ヘモグロビンが上昇するから安全な治療法と判断することには疑念がある．体内には鉄による酸化ストレスに対応する抗酸化作用があり，RCTに組み込まれた高々1～2年の短期間の研究では，その不利益を検出できない可能性がある．また，海外ではKDIGO（Kidney Disease Improving Global Outcomes）ガイドラインに代表されるように，本邦より高い鉄貯蔵量（血清フェリチン値）を目指す傾向にある．海外で実施されている透析患者における鉄剤投与の有効性・安全性の検討は，すでに鉄剤が投与され貯蔵量が十分に存在する患者への鉄剤投与の比較と考える必要があり，本邦との大きな相違である[1]．すなわち，すでに血清フェリチン値が200 ng/mLを超えた患者で比較しても，すでにヘプシジンも高く「鉄の囲い込み」が起こっている状態で鉄剤を投与しても新たに検出できるような心血管合併症などの発現に差異を与えられない可能性がある．また，多くのRCTの主要評価項目はヘモグロビン上昇であり，予後ではない．しかし興味深いことに，CKD stage 3～4を対象に実施された先述の，経口的鉄剤投与と経静脈的鉄剤投与を比較したRCTであるREVOKE研究では，到達したフェリチン値がほぼ100対270 ng/mLという相違があり，この差が心血管病・感染症などのリスクに影響した可能性があり注目すべき点である[2]．

　心不全患者に対する経静脈的鉄剤投与も運動機能・QOLなどへの有効性が認められただけであり，生命予後に関しては有意性が認められず安全性を証明したものではない[3,4]．2017年5月にLos AngelesのUCLAで開催された7th Congress of the

International Bioiron Society での討論の中でも，心不全に対する静注鉄剤の有効性を報告した多くの研究が鉄製剤メーカーのサポートを受けていることについて問題視する発言があった．その会場には複数の当事者も参加されていたが，特に異論は出なかった．特に大規模臨床研究を行うためには多額の資金が必要であり，結果の解釈がガイドラインにも影響を与える可能性は高く，利益相反（COI）を確認することが重要となってくる．米国のUSRDS（the United States Renal Data System）のデータ解析による鉄投与と生命予後をみた研究においても，同じコホートで同じ研究者でも製薬会社のCOIが示された別の解析では結果が逆転するなど，危険性のある鉄の投与量や生体内貯蔵量に関しては議論が続いている[5,6]．最近発表された欧米の10人の「腎性貧血と鉄代謝」の専門家からの興味あるタイトルの論文"Positive iron balance in chronic kidney disease：how much is too much and how to tell?"においても，正の鉄バランスになるが明白な（overt）危険性は認められないとし，おそらく，現状どおり経静脈的鉄剤投与を継続していこう，という趣旨である[7]．この論文も鉄剤メーカーのCOIが記載されている．

　最後に，欧米の影響を受けて鉄投与に有利になるような理論が展開される向きもあるが，本書が少しでも正しい知識の普及とともに「2015年版 日本透析医学会 慢性腎臓病患者における腎性貧血治療のガイドライン」を考えるうえでの参考書としてお役に立てば幸いである．さらに，基礎研究・観察研究では鉄の有害性は明らかであり，不利益を被るのは患者であることを考慮して慎重な投与をお願いする．本書を閉じるに当たり皆さんへのお願いは，"Better Safe Than Sorry"「用心に越したことはない・転ばぬ先の杖」ということである．

文献

1) Nakanishi T, Hasuike Y, Nagasawa Y, et al：Opposite extremes in hepcidin status between the US and Japan. Am J Med 2013；126：e11
2) Agarwal R, Kusek JW, Pappas MK：A randomized trial of intravenous and oral iron in chronic kidney disease. Kidney Int 2015；88：905-914
3) Anker SD, Comin Colet J, et al；FAIR-HF Trial Investigators：Ferric carboxymaltose in patients with heart failure and iron deficiency. N Engl J Med 2009；361：2436-2448
4) Okonko DO, Grzeslo A, Witkowski T, et al：Effect of intravenous iron sucrose on exercise tolerance in anemic and nonanemic patients with symptomatic chronic heart failure and iron deficiency FERRIC-HF：a randomized, controlled, observer-blinded trial. J Am Coll Cardiol 2008；51：103-112
5) Feldman HI, Santanna J, Guo W, et al：Iron administration and clinical outcomes in

hemodialysis patients. J Am Soc Nephrol 2002 ; 13 : 734-744
6) Feldman HI, Joffe M, Robinson B, et al : Administration of parenteral iron and mortality among hemodialysis patients. J Am Soc Nephrol 2004 ; 15 : 1623-1632
7) Wish JB, Aronoff GR, Bacon BR, et al : Positive iron balance in chronic kidney disease : how much is too much and how to tell? Am J Nephrol 2018 ; 47 : 72-83

謝　辞

　Nishinomiya 研究，ACTIVE 研究，TRAP 研究にご協力いただいた患者・先生に深謝いたします．これらの研究が完遂できていなければ，血液透析患者における鉄投与と貯蔵の問題点を明確にお示しすることができませんでした．慢性腎臓病患者の鉄代謝研究に新しいアイデアを提供し研究を促進してくれた倉賀野隆裕，蓮池由起子，野々口博史，長澤康行，小瀧慶長，名波正義，森口林太郎，伊藤勝清，濱保江，畑玲子，海邊正治，木田有利，八尋真名，今村理恵，古田穣，水崎浩輔，依藤壮史，依藤麻衣，柿田直人，永井孝憲，川田早百合，深尾亘，木村知子，山本清子の各氏，基礎研究に尽力してくれた前田喜代，赤羽偉子，片島祥子，後藤彩子の各氏，そして研究室での研究進行をまとめて補助してくれた本山佑子，約 11,500 論文の整理と図の作成を手伝ってくれた越後谷則子の各氏に深く感謝いたします．

　本書の完成に当たり，これまでの私のわがままな研究生活を支えてくれた妻と子どもたちに感謝したいと思います．彼らの支援がなければ到底ここまで来ることはできませんでした．本当にありがとう．

中西　健

鉄Navi in CKD ―世界の流れに異論を唱える

索引

あ行

アコニターゼ活性	17, 49
医原性鉄過剰症	111
異食症	69
イソクエン酸	49
遺伝性ヘモクロマトーシス	8, 20, 56, 90
インターロイキン6	21
うつ状態	69
エクジェイド	50
エポエチンアルファ	114
エポエチンベータ	114
エポエチン ベータ ペゴル	107
エリスロフェロン	21, 114
エリスロポエチン	42, 106
炎症	108
炎症性疾患	69
エンドサイトーシス	11, 32

か行

カタラーゼ	4
活性酸素	3
鎌状赤血球症	90
可溶型 TfR	11
可溶型トランスフェリン受容体	57
還元型アルブミン	83
肝硬変	61
肝疾患	10
肝障害	56, 91
関節リウマチ	57
感染	57, 69
含糖酸化鉄	74
キサンチンオキシダーゼ	3
機能性鉄欠乏	68
クエン酸第一鉄	61
グルタチオンペルオキシダーゼ	4
血圧上昇	108
血液透析	23, 31, 70, 91, 107
血管内溶血	69
血球貪食症候群	57
月経	30, 69
血栓症	108
口角炎	69
骨髄	30, 35, 76
骨髄異形成症候群	56, 90
骨髄線維化	106
骨髄線維症	50
骨髄の鉄染色	59
コプロポルフィリノーゲンⅢ	47

さ行

サクシニル CoA	16, 47
さじ状爪	69
サラセミア	90
酸化型アルブミン	83
酸化ストレス	3, 16, 56, 83, 90
三価鉄	10, 32, 69
糸球体基底膜	23
自然抵抗関連マクロファージ蛋白1	13
シデロフォア	94
十二指腸	30
十二指腸シトクロム B	13
消化管出血	30, 69
腎性貧血	43, 57, 81, 90, 106
心不全	91
腎不全	50
スーパーオキシド	3
スーパーオキシドジスムターゼ	4
スプーンネイル	69
赤芽球	35
赤芽球細胞	106
赤芽球島	44, 78
舌炎	69
赤血球	2, 30, 42, 68
赤血球型 5-アミノレブリン酸合成酵素	15, 47
赤血球造血刺激因子	107
赤血球造血刺激因子製剤	56, 90
絶対的鉄欠乏	68, 71
造血	15, 30, 42, 54, 71, 106
造血幹細胞	43
造血障害	42, 106
総鉄結合能	61

た行

ダイアライザ	31, 111
多核白血球	91
ダルベポエチン	107, 114
蛋白質過酸化物	83
蛋白同化ホルモン	106
貯蔵鉄	2, 44
低酸素誘導因子	16
鉄過剰	10, 50, 90
鉄含有リン吸着薬	73
鉄欠乏	71
鉄欠乏性貧血	56, 68
鉄剤	72, 106
鉄剤不応性鉄欠乏性貧血	20
鉄代謝障害	50, 106
鉄の可用性	62, 94
鉄の再利用の系	21, 30, 42, 57, 92
鉄の偏在化	57
鉄付加酵素	16, 48
透析アミロイド症	9
糖尿病	91, 111
動脈硬化	91
トランスフェリン	2, 10, 32, 74, 90
トランスフェリン結合鉄	36, 44, 59, 78
トランスフェリン受容体	44, 91, 106
トランスフェリン受容体1	11
トランスフェリン受容体2	12
トランスフェリン飽和度	3, 54

な行

内頸動脈肥厚度	94
内皮機能障害	108
難治性鉄欠乏	71
二価金属輸送体	13, 32, 91
二価鉄	10, 90
二次性鉄過剰症	90
二次性副甲状腺機能亢進症	106
二次性ヘモジデローシス	56
日内変動	61
尿細管間質細胞	43
認知機能障害	69
ネフローゼ症候群	61
粘膜遮断	33

は行

バンツー鉄沈着症	76
非 Tf 結合鉄	90
非アルコール性脂肪性肝疾患（NAFLD）	90
ビタミン剤	106
ヒト臍帯静脈内皮細胞	92
ヒドロキシルラジカル	3, 92
非ヘム鉄	31, 69
ビリルビン	16
貧血	44, 54, 69, 106
不安定鉄プール	90
フェリチン	2, 12, 44, 54, 68, 108
フェロキラターゼ	16, 48
フェロポーチン	15, 32, 44, 60, 91
負の急性期蛋白	10, 61
不飽和鉄結合能	61
プロトポルフィリンIX	47
プロトンポンプ阻害薬	69
平均赤血球容積	47
ヘファスチン	15
ヘプシジン	18, 33, 42, 57
ヘプシジン-25	18, 23
ヘプシジン-フェロポーチン系	63, 111
ヘム	42
ヘムオキシゲナーゼ	36
ヘムキャリアー蛋白	32
ヘム酸素添加酵素	16
ヘム鉄	31, 69
ヘモグロビン	2, 30, 42, 68, 106
ヘモジデリン	2
ヘモジュベリン	20, 21
発作性夜間血色素尿症	31
ポリC結合蛋白質	16

ま行

マクロファージ	19, 35, 43, 55, 69
慢性炎症	10, 57
ミエロペルオキシダーゼ	91
ミオグロビン	2
ミトコンドリア	2, 47, 68
脈波伝導速度	93
無機鉄	31
メンケベルグ型血管石灰化	94
網状赤血球数	54

や行

有機鉄	31
遊離鉄	2, 74, 90
輸血	56, 90, 106

ら行

リボヌクレアーゼ	17
硫酸鉄	61

記号

$\alpha 2$-マクログロブリン	23
$\beta 2$-ミクログロブリン	9

アルファベット

advaned oxidation protein product (AOPP)	83
ALAS2	15
anemia of chronic disease	47, 62, 92
antioxidant-responsive element (ARE) sequence	55
Black Box Warning	108
bone morphogenic protein 6 (BMP6)	21
central nursing macrophage	44
CHOIR 研究	107
CKD-MBD	114
CREATE 研究	107
C 型肝炎	90
DcytB	13, 32
DIMES 症候群	92
DMT1	13, 32, 91
DOPPS	97, 111
eALAS	15, 47
erythroblastic islands	44
ESA	56, 68, 90, 107
ESA 治療の bundling 化	108, 111
ESA 低反応性	109
Fenton 反応	3, 90
FPN1B mRNA	46
frataxin	92
H2 受容体拮抗薬	69
Haber-Weiss 反応	3
HCP1	32
HEPH	15, 32
hephaestin	15, 32
HIFs	16
HIF stabilizer	114
HO1	16, 36
IL-1	55
IL-1β	56
IL-6	21, 57, 96
iron gluconate	74
iron sucrose	74
IRP-IRE システム	17, 45, 55, 91
KDIGO	54, 83, 110
labile iron pool (LIP)	90
lipopolysaccharide (LPS)	23, 91
malnutrition-inflammation complex yndrome (MICS)	99
matripase	20
MCV	47
MHC class I	8
NF-κB	55
NHCT 研究	107
Nishinomiya study	97
Nramp1	13, 92
Nrf 2	55
NTBI	90
PCBP2	16
PU.1	49
REVOKE 研究	100
rHuEPO	106
sodium ferric gluconate 製剤	82
STAT3	21
sTfR	57
TCA サイクル	2, 49
TfR1	11, 44, 91
TfR2	12
TIBC	61
TMPRSS6	20, 23, 69
TNF-α	55, 91
TRAP study	97
TSAT	3, 44, 54, 69
UIBC	61

著者紹介

中西　健（なかにし　たけし）

1978年3月	大阪大学医学部卒業
1978年5月	大阪大学医学部附属病院研修医
1979年7月	阪和記念病院人工腎臓部勤務
1981年7月	大阪大学医学部附属病院第一内科非常勤医師
1985年8月	米国国立衛生研究所（NIH）腎電解質代謝部門 客員研究員
1989年2月	兵庫医科大学第5内科 助手
1993年4月	同 講師
1995年4月	兵庫医科大学人工透析部 講師
1999年4月	同 助教授
2002年4月	兵庫医科大学総合内科学 腎・透析科 助教授（内科改編による）
2004年4月	兵庫医科大学内科学 腎・透析科 主任教授
2018年4月	兵庫医科大学 名誉教授・特定医療法人五仁会住吉川病院 名誉院長

鉄 Navi in CKD ―世界の流れに異論を唱える

定価（本体2,600円＋税）

消費税変更の場合，上記定価は税率の差額分変更になります。

2018年6月30日 第1版第1刷発行
2018年10月5日 第1版第2刷発行

著　者 ………………………………………………………………… 中西　健
発行者 ………………………………………………………………… 蒲原一夫
発行所 ………………………………………………………… 株式会社 東京医学社
　　　　〒101-0051 東京都千代田区神田神保町2-40-5
編集部 ……………………………… TEL. 03-3237-9111　FAX. 03-3237-9115
販売部 ……………………………… TEL. 03-3265-3551　FAX. 03-3265-2750
URL : http://www.tokyo-igakusha.co.jp　E-mail : hanbai@tokyo-igakusha.co.jp　振替口座 00150-7-105704

©Takeshi Nakanishi, Printed in Japan 2018

制作／自然科学社
印刷・製本／三報社印刷

乱丁，落丁などがございましたら，お取り替えいたします。

・本書の複製権・翻訳権・上映権・譲渡権・公衆送信権（送信可能化権を含む）は株式会社東京医学社が保有します。

JCOPY 〈（社）出版者著作権管理機構委託出版物〉
本書の無断複写は著作権上での例外を除き禁じられています．複写される場合は，そのつど事前に（社）出版者著作権管理機構（電話 03-3513-6969, FAX 03-3513-6979），e-mail : info@jcopy.or.jp の許諾を得てください．

ISBN978-4-88563-294-5 C3047 ¥2600E